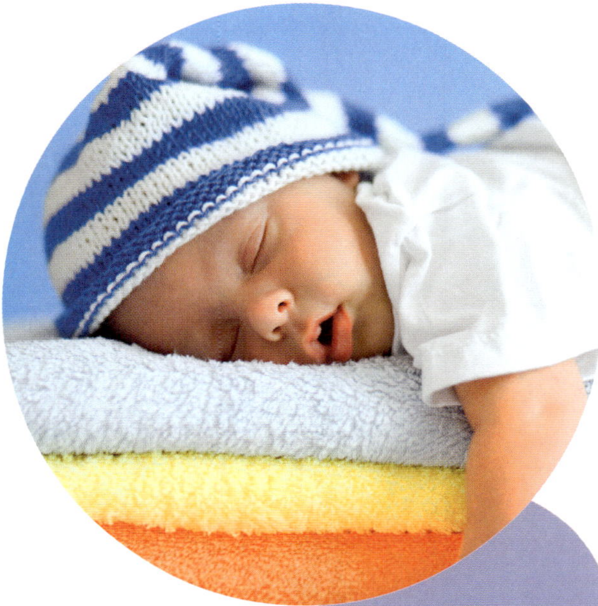

Melanie Schüer

Ich liebe Schlaf! Mein Baby auch!

Ruhige Nächte für dein Baby und dich

ElternLeben.de

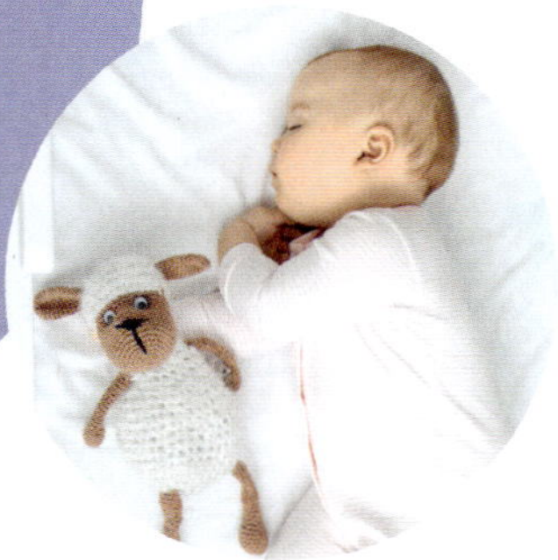

Der Inhalt dieses Buches ist bereits in ähnlicher Form als „DAS BABYSCHLAF HANDBUCH“ von ElternLeben.de erschienen.

1. Auflage

Max-Brauer-Allee 34, 22765 Hamburg
migo im Verlag Friedrich Oetinger, Hamburg

Ein Angebot der wellcome gGmbH. Hoheluftchaussee 95, 20253 Hamburg

Reihengestaltung und Satz: Greta Gröttrup, www.gretagroettrup.de
Lektorat: Steffi Korda, Büro für Kinder- & Erwachsenenliteratur, Hamburg
Druck: PNB Print Ltd, "Jansili", Silakrogs, Ropazu novads, LV-2133, Lettland
Printed 2022
ISBN 978-3-96846-078-9

www.migo-verlag.de

Inhaltsverzeichnis

Einleitung

Herzlich willkommen!

Vermutlich hast du schon einige schlaflose Nächte hinter dir, wenn du dieses Buch liest. Deshalb ein paar Gedanken gleich vorweg, bevor es mit zahlreichen Tipps und Anregungen losgeht. Das Wichtigste zuerst: Kaum ein Baby unter einem Jahr schläft durch. Die meisten Kinder tun das erst im Kleinkindalter von zwei bis drei Jahren. Das Schlafverhalten ist dabei – wie auch die Babys selbst – unterschiedlich und von vielen Faktoren abhängig.

Sicherheit, Bindung, Geborgenheit, Nähe und Schutz sind besonders für sehr kleine Babys wichtig. Viele von ihnen schlafen nur dann gut, wenn sie spüren, dass ihre Mutter, ihr Vater bei ihnen sind. Einschlafen ist für Kinder wie ein kleiner Abschied und braucht liebevolle Begleitung von Bezugspersonen.

Hunger ist ein wichtiger Faktor. Zu Beginn eines neuen Lebens ist der Magen so winzig wie eine Kirsche. Wenn wir uns das vor Augen führen, wird klar, weshalb die Trinkabstände nah beieinanderliegen und Hunger den Schlaf unterbricht.

Wachstumsschübe und Entwicklungsschritte wie Drehen, Krabbeln und Sprechen lernen können für unruhige Nächte sorgen. Wie wir

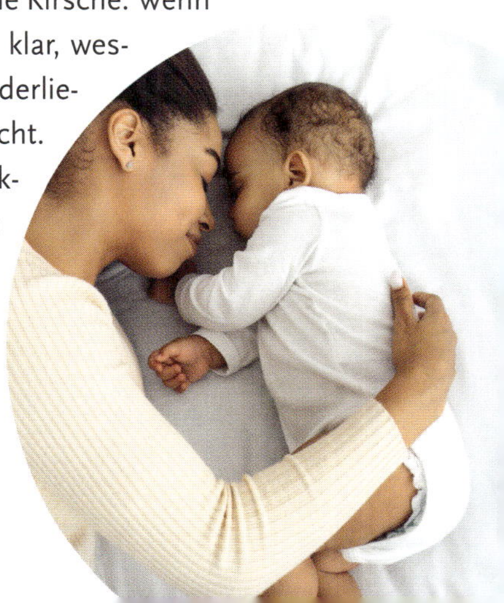

Erwachsenen verarbeiten Babys alles, was sie am Tag erlebt haben, nachts im Schlaf.

Dies sind nur drei von weiteren möglichen Ursachen, die den Schlaf deines Babys unterbrechen können. In diesem Buch zum Babyschlaf findest du viele praktische Tipps und Anregungen. Es werden unterschiedliche Schlaf- und Einschlafmethoden vorgestellt. Psycholog*innen und Pädagog*innen sind sich inzwischen einig darüber, dass jede Methode und Strategie im Umgang mit Kindern nur dann empfehlenswert sind, wenn dabei die Bedürfnisse des Kindes und der gesamten Familie mit einbezogen werden. Deshalb liegt uns bei ElternLeben.de viel daran, dir einen Überblick über weitverbreitete Methoden zu geben und diese als empfehlenswert, nur eingeschränkt empfehlenswert und nicht empfehlenswert zu bewerten.

Darüber hinaus möchten wir dir die Möglichkeit geben, selbst frei zu entscheiden, welche Methode für deine Familie infrage kommt und welche nicht, selbst wenn sie dir empfohlen wird. Wir möchten, dass du selbst kritisch mit gängigen Schlafmethoden und Schlaftrainings, die im Umlauf sind, umgehen lernst und sicher hinter dem stehen kannst, wie du dein Kind beim Schlafen begleitest. Einige Methoden in diesem Buch werden dir Schritt für Schritt helfen, die Leitung in deiner Familie zu übernehmen, damit ihr euch alle wieder wohler fühlen könnt.

Wichtig ist bei jeder Methode, die Bedürfnisse des Kindes feinfühlig im Blick zu behalten und dafür zu sorgen, dass du selbst wieder in der Lage bist, einfühlsam auf dein Kind zu reagieren. Deshalb erfährst du in diesem Buch auch, was du tun kannst, wenn dein Baby über einen längeren Zeitraum massive Schlaf- und Einschlafschwierigkeiten hat. Wer als Mutter oder Vater unter andauerndem Schlafmangel leidet und für wen der Alltag kaum zu bewältigen scheint, kann sich unter unserer Rubrik *Angebote vor Ort* mithilfe der Postleitzahlensuche Unterstützung in der Nähe holen. Auch unsere Online-Beratung ist für dich da.

Jetzt aber erst mal viel Freude beim Lesen!

Dein ElternLeben.de -Expert*innen-Team

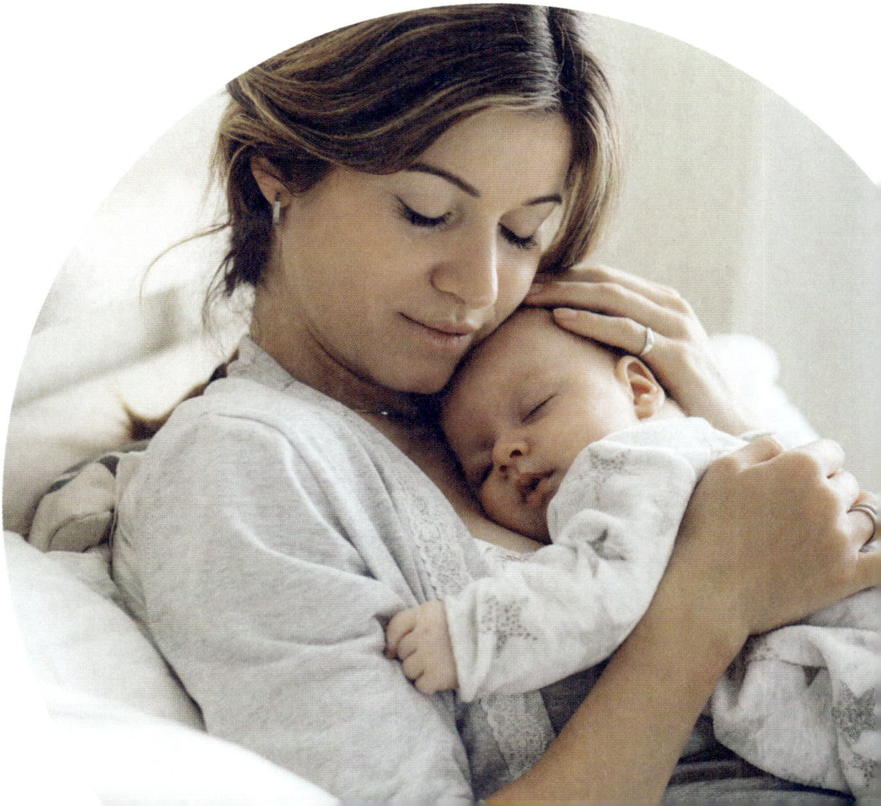

1 Babyschlaf

BASISWISSEN ÜBER DAS SCHLAFVERHALTEN VON BABYS

„Und, schläft es schon durch?“ Das ist eine beliebte, aber ziemlich unsinnige Frage. Denn oft wird dadurch nur Druck auf Eltern erzeugt, der völlig fehl am Platz ist. Es ist nämlich eine Tatsache, dass das Schlafverhalten von Babys genauso wie das von Erwachsenen individuell ganz unterschiedlich ist! Manche Babys haben mehr Schlafbedarf als andere, einige Babys schlafen in den ersten Monaten problemlos und wehren sich dann im zweiten Lebenshalbjahr plötzlich gegen das Einschlafen. Das eine Baby braucht mehrere kurze Schlafphasen, das andere kommt schon früh mit nur zwei Tagesschläfchen aus. Kurz gesagt: Es gibt keine Patentrezepte für guten Babyschlaf. Auch Vergleiche sind daher meist wenig hilfreich.

Allerdings: Manche Informationen gelten für alle Babys und können daher für Mütter und Väter nützlich sein. Im Folgenden stellen wir dir die wichtigsten Fakten über den Babyschlaf vor.

Der Schlafzyklus von Babys

Sicher kennst du es von dir selbst, dass du unterschiedlich tief schläfst. Es gibt außer den Tiefschlafphasen auch Leichtschlafphasen und den sogenannten REM-Schlaf – eine Phase, in der das Gehirn sehr aktiv ist, man oft träumt und die Augen sich viel bewegen. **„REM“** steht für „**R**apid **E**ye **M**ovement“, also „schnelle Augenbewegung“. Bei Neugeborenen beträgt der Anteil der REM-Schlafphasen am gesamten Schlaf etwa 70 Prozent, weshalb sie insgesamt weniger tief schlafen und schneller und häufiger aufwachen. Das ist zwar für die Eltern anstrengend, aber von der Natur so vorgesehen, denn Säuglinge brauchen nachts noch Nahrung, und ihnen wird schneller zu warm oder zu kalt. Durch den großen Anteil an leichtem Schlaf wachen sie also auf, wenn sie Nahrung oder eine Veränderung der Temperatur benötigen.

Je älter ein Kind wird, desto mehr sinkt der Anteil an REM-Schlafphasen. Ältere Babys und Kinder sind dann zunehmend länger im Tiefschlaf und schlafen daher meist fester und länger am Stück.

Babys schlafen kurz

Bei Babys dauert ein Schlafzyklus aus REM-Schlaf und Tiefschlaf etwa fünfzig Minuten. Danach werden sie oft wach, weil der Schlaf wieder leichter wird. Neugeborene in den ersten zwei Lebensmonaten fallen nach dem Einschlafen erst in den

REM-Schlaf – deshalb wachen sie auch so schnell wieder auf, wenn man versucht, sie vom Arm in das Bettchen zu legen. Oft dauert es zwanzig bis dreißig Minuten, bis sie im Tiefschlaf sind. Nach insgesamt etwa fünfzig Minuten schlafen sie dann wieder leichter.

Ab etwa dem dritten Lebensmonat befinden sich Babys nach dem Einschlafen noch kurz in einem leichteren Schlaf, dann aber relativ schnell im Tiefschlaf. Zum Vergleich: Ein Schlafzyklus aus Leichtschlaf, Tiefschlaf und REM-Schlaf dauert bei Erwachsenen circa siebzig bis hundertzehn Minuten, und der Anteil an REM-Schlaf beträgt noch etwa 25 Prozent.

In der zweiten Nachthälfte nimmt der Anteil an Traumschlaf zu, weshalb man morgens oft intensiver träumt. Auch Babys und Kleinkinder können deshalb oft frühmorgens schlecht wieder einschlafen oder werden öfter wach.

Tagsüber ist es so, dass Babys etwa alle fünfzig Minuten in eine ruhigere, weniger aktive Phase kommen, in der es deutlich einfacher ist, ihnen beim Einschlafen zu helfen. Auf diese „Schlaffenster" sollte man achten, denn Babys brauchen auch tagsüber je nach Alter regelmäßig Schlaf: in den ersten drei Monaten circa alle ein bis anderthalb Stunden, danach reichen meist drei Tagesschläfchen, im zweiten Lebenshalbjahr zwei.

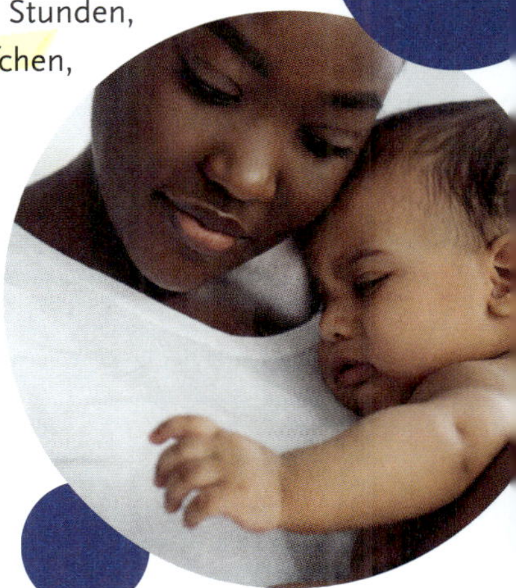

Schlafbedarf, Wachstumsschübe und Entwicklungssprünge von Babys

Die Menge an benötigtem Schlaf ist wie erwähnt individuell. Grob brauchen Neugeborene zwischen fünfzehn und achtzehn Stunden Schlaf in vierundzwanzig Stunden, Babys von drei bis sechs Lebensmonaten etwa vierzehn bis sechzehn und Babys im zweiten Lebenshalbjahr dreizehn bis fünfzehn.

Bei vielen Babys zeigt sich ab dem dritten bis vierten Lebensmonat ein gewisser Rhythmus bei den Schlafenszeiten. Allerdings: Dieser ändert sich immer wieder, denn nun kommt die wachsende Entwicklung des Kindes hinzu. So führen Wachstumsschübe oft zu mehr Hunger und Unruhe, worunter die Schlafdauer leiden kann. Und wenn das Baby gerade etwas Neues gelernt hat oder kurz davorsteht, wird es vermutlich oft eine Weile öfter wach werden oder größere Schwierigkeiten haben, in den Schlaf zu finden. Deshalb gilt es, immer flexibel zu reagieren und geduldig zu sein. Denke daran, wie viel Neues fast täglich passiert: Greifen, Drehen, Sitzen, Stehen, Krabbeln, Gehen – ein Mammutprogramm, das auch die Nächte beeinflusst.

Babys brauchen Nähe und Sicherheit

Auch wir Erwachsenen kennen das: Je sicherer und geborgener wir uns fühlen, desto besser schlafen wir. Das gilt auch und ganz besonders für Babys und Kleinkinder. Hinzu kommt, dass der kleine Körper seine Temperatur noch nicht selbst stabilisieren kann. Deshalb wird den Babys schnell zu kalt oder zu warm. Die körperliche Nähe der Eltern hilft gegenzusteuern. Denn automatisch passen sich Körperwärme von Eltern und Kind an, sodass beiden nicht zu warm und nicht zu kalt wird. Auch beugt der Herzschlag der Eltern Atemaussetzern des Kindes vor, die in den ersten Lebensmonaten häufiger vorkommen können als später. Außerdem zeigen Studien, dass Körpernähe Wachstum und Entwicklung des Babys positiv beeinflusst.

Deshalb wird offiziell empfohlen, das Kind im ersten Lebensjahr im Elternzimmer, zum Beispiel in einem Beistellbett, schlafen zu lassen. Viele Kinder fühlen sich auch danach noch sicherer, wenn sie bei den Eltern schlafen.

Tagsüber ist es hilfreich, sich zumindest ein- bis zweimal zusammen mit dem Baby schlafen zu legen und zu anderen Zeiten ein Tragetuch oder eine Bauchtrage zu nutzen. Natürlich ist es auch gut, zwischendurch und nach und nach das Schlafen im Bettchen zu üben – aber immer nach einer ausgiebigen Kuschelportion zuvor. Du wirst schnell merken, was dein Baby braucht und was für euch passt.

In den ersten drei Monaten ist es aber völlig normal, wenn dein Baby beim Stillen oder auf dem Arm einschläft. Danach ist es empfehlenswert, zumindest einmal am Tag das Baby nach dem Stillen oder Kuscheln schläfrig, aber noch nicht fest schlafend in sein Bettchen zu legen und dort mit Streicheln zu beruhigen (siehe auch „ANGEL-Schlafmethode“).

Durchschlafen – Was ist damit gemeint?

Bei der Frage nach dem Durchschlafen sollte nicht ungeklärt bleiben, was genau das eigentlich meint. Man könnte darunter verstehen, dass ein Baby abends um zwanzig Uhr schlafen gelegt wird und bis morgens um sieben oder acht Uhr ruhig schläft. Das wäre zwar für dich als Mutter, als Vater angenehm, ist aber völlig unrealistisch und nicht gemeint. Eigentlich bedeutet Durchschlafen, dass ein Baby nachts eine Fütterung seines normalen Trinkabstands „überspringt". Wenn ein Baby tagsüber alle drei Stunden Milch trinkt, nachts aber sechs Stunden schläft und erst danach Milch einfordert, schläft es durch. Bei Abständen von zwei Stunden gilt Gleiches für eine Schlafdauer von vier Stunden. Viele Experten sprechen von „Durchschlafen", wenn ein Baby nachts fünf Stunden am Stück schläft. Längere Schlafzeiten sind selten und biologisch nicht sinnvoll: Zumindest in den ersten sechs Lebensmonaten brauchen Babys nachts Milch, weil ihr Gehirn so stark wächst. Viele haben auch länger, oft bis zum Alter von zwanzig Monaten, nachts noch Hunger. Wichtig ist nur, dass sich die Abstände nach und nach verlängern – ein Neugeborenes kann nachts alle zwei Stunden Milch einfordern, wenn aber ein achtmonatiges Baby das möchte, handelt es sich meist eher um eine Gewohnheit als um ein körperliches Bedürfnis. Trotzdem gilt: Durchschlafen ist individuell, und auch wenn es mal erreicht ist, kann es immer wieder schwierige Phasen geben, vor allem in den ersten zwei bis drei Lebensjahren. Durchschlafen ist auch nicht wichtig, solange Mütter, Väter und Kinder insgesamt auf genügend Schlaf kommen und nicht in zu kurzen Abständen geweckt werden.

Unser Tipp:
Betrachte das Schlafen nicht als eine anstrengende Aufgabe, bei der bestimmte Ziele erreicht werden müssen. Denk daran, dass jedes Kind unterschiedlich ist. Wichtig ist, dass Eltern und Kind nachts Erholung finden – wann und wie genau, darf ganz individuell sein.

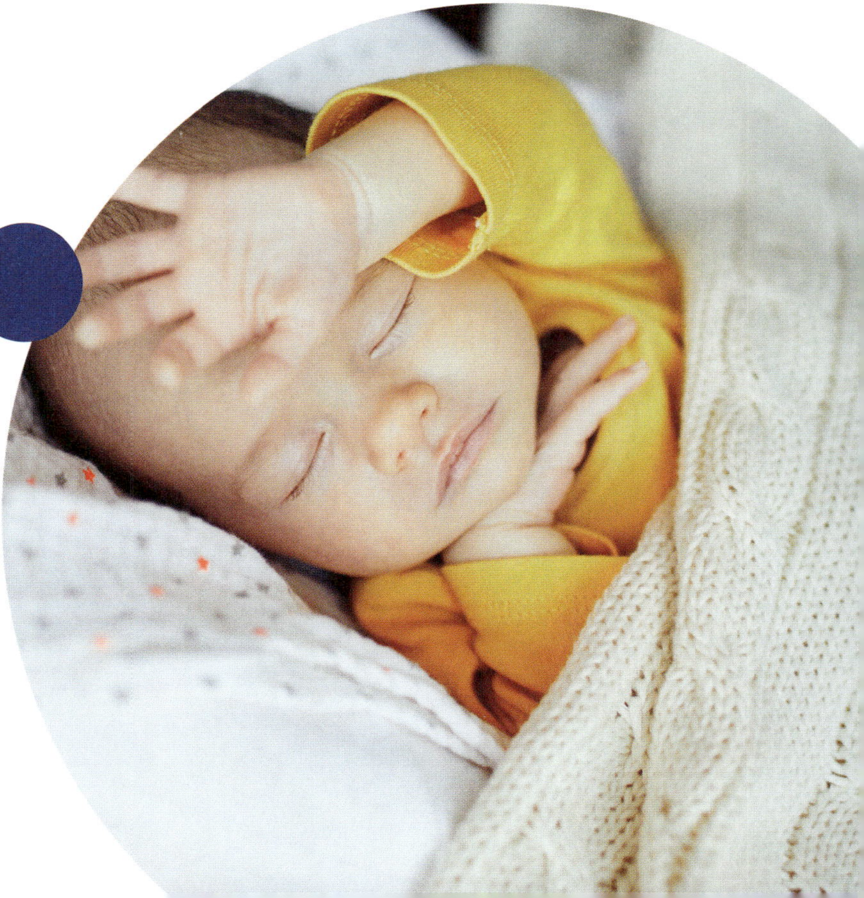

2 Einschlafen –

DIE RICHTIGE METHODE FÜR DEIN BABY

Wenn nachts kaum noch Schlaf möglich ist, weil das Baby ständig wach wird, oder das Kind bis spät in die Nacht immer wieder aufsteht, dann geht irgendwann gar nichts mehr. Schlafmangel ist auf Dauer ein echtes Problem! Begibt man sich auf die Suche nach Hilfe, stößt man auf eine Vielzahl unterschiedlicher Methoden. Wie soll man da durchblicken? Und welches Vorgehen ist wann empfehlenswert? Von welchen Methoden darfst du dich guten Gewissens distanzieren, um deinem Kind ein gesundes Urvertrauen zu vermitteln? Hier findest du einen umfassenden Überblick. Wie du in der Einleitung bereits erfahren hast, stellen wir die Methode vor, und in der Bewertung lassen wir dich wissen, ob und wann wir sie empfehlen.

Familienbett

Ablauf

Babys und Kleinkinder haben einen natürlichen Drang nach menschlicher Nähe. Sichere und geschützte Umgebungen in Wohnungen und Häusern sind in der Menschheitsge-

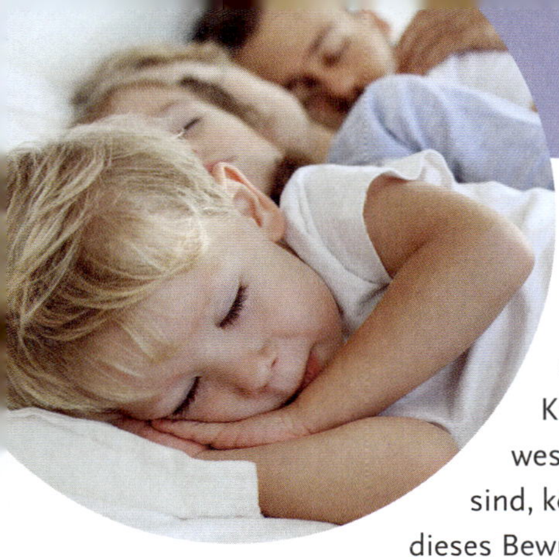

schichte vergleichsweise jung. Während des Großteils der menschlichen Existenz wäre das Alleinschlafen für Babys und Kleinkinder höchst gefährlich gewesen. Da sie sehr instinktgesteuert sind, können wir davon ausgehen, dass dieses Bewusstsein noch immer in unseren Kleinen vorhanden ist. Deshalb schlafen viele Babys und Kleinkinder im Bett der Eltern oder im Beistellbett daneben ruhiger. Auch Stillen und anderweitiges nächtliches Beruhigen sind so einfacher. Hinzu kommt, dass sich Mutter und Kind in der Regel mit ihren Schlafphasen (Traumschlafphase und Tiefschlafphase) aneinander anpassen und die Mutter weniger oft aus der Tiefschlafphase gerissen wird, wenn das Baby wach wird.

Um Überhitzung zu vermeiden, sollte das Baby dünner angezogen werden, als wenn es allein schlafen würde. Es sollte im Schlafsack ohne Decke und Kissen neben den Eltern liegen.

Bewertung

Empfehlenswert, wenn auf diese Weise Eltern und Kind gut schlafen können. Probiere es aus! Allerdings müssen im Familienbett folgende Risikofaktoren ausgeschlossen werden: Eltern, die rauchen, Drogen oder starke Medikamente nehmen, sollten das Bett nicht mit ihrem Kind teilen. Auch bei sehr weichen Matratzen oder Wasserbetten ist das Baby im Beistellbett sicherer.

Einschlafstillen

Ablauf

Das ist wohl die älteste Einschlafhilfe der Welt. Das Baby darf einfach beim Stillen einschlummern. Es kann hilfreich sein, im Liegen zu stillen oder danach im Sitzen etwa zwanzig Minuten zu warten, bis das Baby ganz ruhig und tief schläft, und es erst dann abzulegen.

Bewertung

Eine sehr natürliche, entspannte Technik und in den ersten drei bis vier Lebensmonaten oft völlig problemlos. Wenn das Baby danach weiterhin gut schläft und auch du dich damit wohlfühlst, spricht nichts dagegen, weiter so vorzugehen. Der Nachteil ist, dass dann oft keine andere Bezugsperson außer der Mutter das Baby schlafen legen kann. Außerdem leidet ab einem Lebensalter von drei bis vier Monaten der Nachtschlaf des Kindes. In diesen Fällen ist es hilfreich, eine andere der hier vorgestellten, von uns empfohlenen Methoden auszuprobieren.

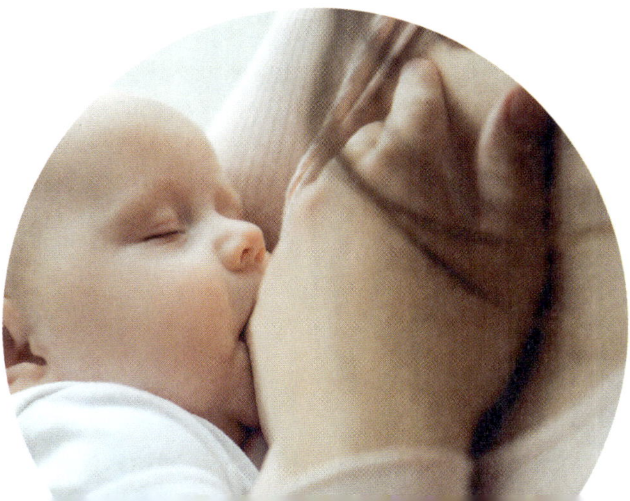

Tweedlemethode

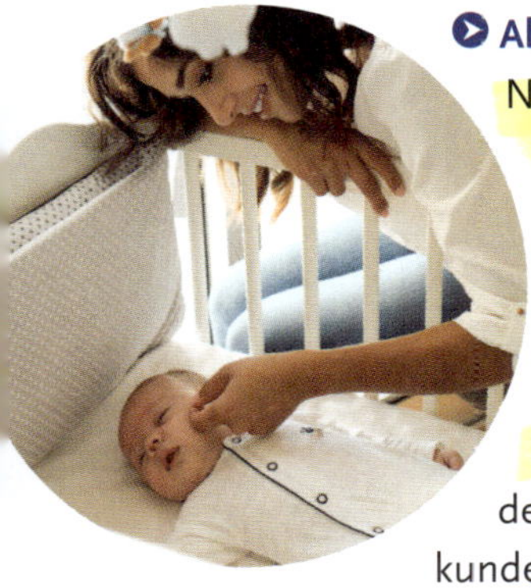

Ablauf

Nach einem liebevollen Abendritual mit viel Nähe legst du dein Kind in sein Bett, bevor es eingeschlafen ist (ruhig und schläfrig, aber noch nicht schlafend). Nach einer Verabschiedung mit dem immer gleichen Satz wie zum Beispiel „Schlaf schön, mein Liebling!“ verlässt du den Raum. Wenn dein Kind schreit, wartest du nur wenige Sekunden, ob es sich beruhigt. Falls nicht, werden nacheinander maximal drei verschiedene Beruhigungstechniken ausprobiert, wie die Hand auf den Kopf oder Bauch legen, ein Schlaflied singen, das Kind auf die Seite drehen und es ein bisschen hin und her schaukeln oder den Rücken streicheln. Bei einer Technik bleibt man fünf Minuten und wechselt, wenn nötig, dann zu einer anderen. Insgesamt solltest du höchstens drei verschiedene Methoden à fünf Minuten ausprobieren und dann wieder hinausgehen. Wenn dein Kind noch immer schreit, gehst du wieder hinein und versuchst erneut, es zu beruhigen. Wenn das Baby nach zwanzig Minuten immer noch nicht zur Ruhe gekommen ist, nimmst du es ein wenig auf den Arm, machst eine Massage oder etwas Ähnliches zur Beruhigung. Wirkt das Kind wieder müde, gehst du erneut wie zu Anfang vor.

Bewertung

Diese Methode ist sanft, und gleichzeitig kann sie bei starken Trennungsängsten des Kindes das Stresslevel noch erhöhen, sobald die Eltern den Raum verlassen. Bei älteren Kindern besteht das Risiko, dass sie lernen: Wenn ich lange genug schreie, gibt es wieder Action. Daher lieber nur im dunklen Zimmer auf den Arm nehmen, um weiter zu signalisieren: Es ist Schlafenszeit. Wenn dein Baby starke Trennungsängste zeigt (die durchaus zum normalen Verhalten der kindlichen Entwicklung gehören), es vielleicht sehr hysterisch schreit, wenn du den Raum verlässt, empfehlen wir, lieber direkt im Raum zu bleiben und das Kind im Bettchen liegend zu beruhigen.
Geeignet ab einem Alter von etwa drei Monaten.

Pantley I (Elizabeth Pantley: „Schlafen statt Schreien“)

Ablauf

Der Ansatz dieser Methode ist es, die Einschlafhilfen, die dein Kind braucht, nach und nach zu reduzieren. Zu Beginn hilfst du ihm wie üblich in den Schlaf, jedoch nur, bis es schläfrig ist, aber nicht fest schläft. Dann legst du es in sein Bettchen. Das Hineinlegen geschieht sehr langsam und vorsichtig. Zunächst hältst du dein Baby weiterhin fest, schaukelst es ein wenig hin und her oder streichelst es. Schreit es, wird der Vorgang wiederholt (anfangs können durchaus so einige Wiederholungen nötig sein).

Wenn dieses Vorgehen gut klappt, kannst du versuchen, dein Kind schon etwas früher in sein Bettchen zu legen, wenn es noch nicht ganz so schläfrig ist. Sobald das funktioniert, beruhigst du das Baby, wenn es aufwacht und schreit, im Bett. Du kannst dein Kind streicheln, eine Hand auf den Bauch oder Rücken legen und leise summen. Das Ziel ist, dass dein Baby sich im Bett beruhigt. Auch hier ist viel Übung nötig. Wenn dein Baby sich nicht beruhigen lässt, nimm es auf den Arm und starte einen neuen Versuch. Pantley arbeitet auch mit „Signalwörtern“: Man überlegt sich einen Satz, zum Beispiel „Schlaf gut“, den man anfangs immer dann sagt, wenn das Baby zufrieden und ruhig ist. Es sollte noch nicht schlafen, sondern gerade auf dem Weg dahin sein, sodass es das Wort aufnimmt und mit einem angenehmen Gefühl verbindet. Nach circa einer Woche kann man das Signalwort dann auch verwenden, wenn das Baby unruhig ist.

Bewertung

Ab etwa vier Monaten geeignet, wenn Babys oder Kleinkinder nur mit bestimmten Einschlafhilfen (wie zum Beispiel herumtragen, auf dem Arm schaukeln, stillen oder am Fläschchen nuckeln) in den Schlaf finden und ohne diese auch nachts nicht wieder einschlummern.

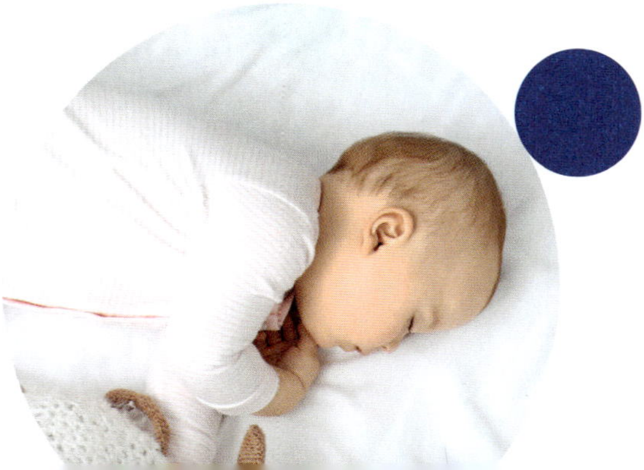

Pantley II

Ablauf

Speziell für Babys, die nur an der Brust einschlafen können. Dazu wird das Nuckeln an der Brust nach und nach reduziert. Du versuchst, dein Baby immer etwas früher von der Brust zu nehmen. Wenn du merkst, dass es weniger stark saugt, ruhig und schläfrig wird, löst du das Vakuum, indem du einen Finger zwischen den Mundwinkel deines Babys und die Brust legst. Wenn dein Baby protestiert, drückst du vorsichtig mit deinem Daumen unten gegen das Kinn des Kindes (als wenn du den Mund von unten schließen willst) und probierst kurz, es anderweitig zu beruhigen. Klappt das nicht, lässt du dein Baby wieder saugen, bis das Saugen weniger wird und dein Baby beinahe schläft. Dann versuchst du erneut, die Brust vorsichtig aus dem Mund zu nehmen. Besonders wichtig ist deine innere Klarheit darüber, dass du dein Kind ebenfalls mit anderen Strategien beruhigen kannst. So gilt es den Frust bei der Umgewöhnung zu begleiten. Das kann etwa fünf bis zehn Tage dauern, doch meist akzeptiert das Baby diese Umstellung, sofern es wirklich ausreichend satt ist.

Bewertung

Geeignet ab circa drei Monaten, wenn Einschlafstillen ein Problem ist. Für einige Babys kann das ständige Anlegen und Wieder-unterbrochen-Werden aber irritierend sein – wenn nach

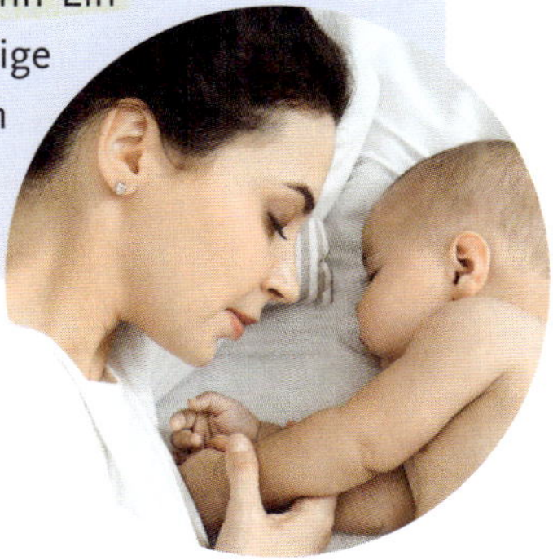

einigen Tagen keine Fortschritte erkennbar sind, passt die Methode nicht zu deinem Kind. Dann solltest du lieber altersgemäße Stillabstände festlegen und dein Kind dazwischen ohne Brust beruhigen.

Stuhlmethode / Langsamer Rückzug

Ablauf

Du machst es dir auf einem Sessel oder einer Matratze im Zimmer deines Kindes bequem – anfangs direkt neben dem Kinderbett. Nach einem Abendritual mit viel Kuscheln legst du dein Baby schläfrig, aber wach in sein Bettchen. Dabei soll das Kind lernen, mit möglichst wenig Hilfe (je nach Kind und Ausmaß der Schlafprobleme) in seinem Bett einzuschlafen, wird aber nicht mit möglichen Trennungsängsten konfrontiert, weil es nicht allein ist. Du kannst den Sessel oder die Matratze nach einigen Nächten immer ein wenig weiter wegstellen. Wie viel oder wenig Hilfe dein Kind beim Einschlafen bekommt, kann sehr unterschiedlich sein.

Bei der Variante „extinction with parental presence" ignorierst du das Schreien des Kindes und täuschst vor, neben seinem Bett zu schlafen. Zwischendurch kannst du summen oder andere Geräusche machen, um zu zeigen: *Ich bin da.* Du beruhigst dein Kind durch deine Stimme und gibst ihm darüber Sicherheit. Das kann für das Kind sehr irritierend sein – Mama oder Papa ist da, hört mich weinen, reagiert aber nicht. Daher empfehlen wir diese Methode nicht.

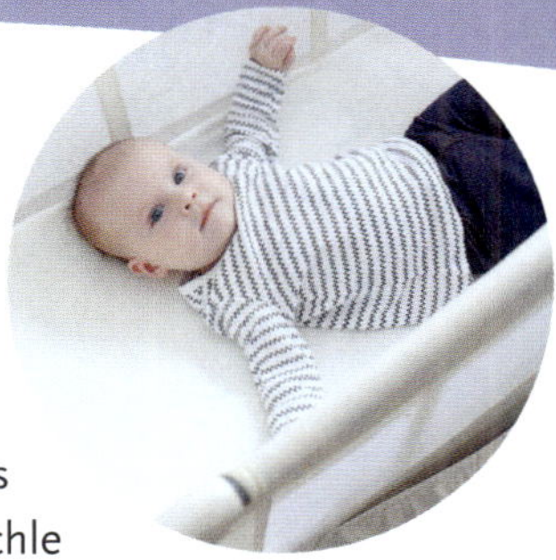

Versuche, dein Kind, wenn es schreit, im Bettchen zu beruhigen. Zuerst mit langem Streicheln, nach drei bis vier Abenden nur noch kurz streicheln. Setze oder lege dich neben das Bett, summe leise oder singe und streichle zwischendurch, wenn das Kind sehr schreit. Sobald das gut klappt, versuche lediglich, still dazusitzen oder zu liegen und mit einem kurzen „Sch, alles gut“ zu reagieren, wenn dein Kind unruhig wird.

Bewertung

Empfehlenswert ab etwa drei Monaten. Die Methode ist sanft und kann an die jeweilige Situation individuell angepasst werden. Auch hier geht es selten ganz ohne Schreien, aber du lässt dein Kind nicht allein und gibst ihm Sicherheit.

Pick Up / Put Down

Ablauf

Nach dem Abendritual legst du dein Baby in sein Bettchen, sobald es ruhig und schläfrig ist. Achte darauf, dass du dein Kind rechtzeitig hinlegst, damit es nicht übermüdet ist. Übermüdung wühlt Babys und Kinder auf und hilft nicht beim Einschlafen. Wenn es dann schreit, legst du eine Hand auf seine Brust und sagst einen immer gleichen Signalsatz, zum Beispiel „Sch, es ist alles gut“. Wenn das nicht hilft, nimmst du es auf den Arm und wiederholst dabei den Signalsatz. Sobald es sich beruhigt hat, legst du es wieder hin und versuchst, es mit einer Hand auf der Brust und dem Signalsatz zu beruhigen, wenn es schreit. Bei Babys ab vier Monaten sollte die Zeit auf dem Arm nach und nach etwas kürzer werden – danach legst du dein Baby hin und versuchst, es mit „Sch-sch"-Geräuschen und leichtem Tätscheln oder Streicheln im Bettchen zu beruhigen. Klappt das nicht, nimmst du es wieder für maximal fünf Minuten auf den Arm.

Bewertung

Ab circa drei Monaten einschränkend geeignet. Einen Versuch ist es wert, allerdings kann es eine Weile dauern, bis sich Erfolge abzeichnen, und das häufige Hinlegen und Wieder-Hochnehmen ist sehr anstrengend für den Rücken der Eltern. Außerdem kann das ständige Hin und Her Babys irritieren. Daher aus unserer Sicht nicht unbedingt die Methode erster Wahl.

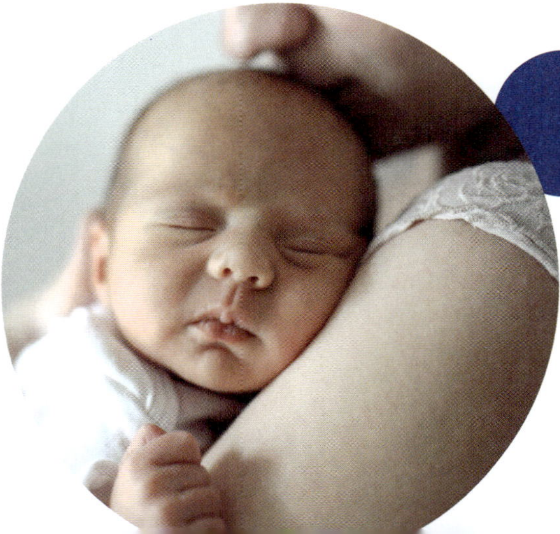

Wiederholungsmethode

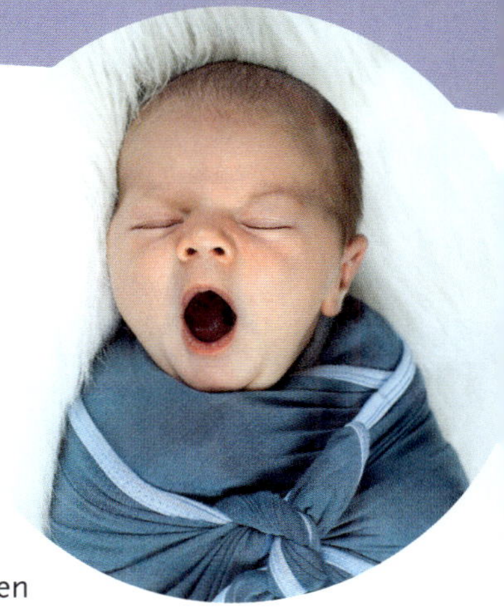

Ablauf

Nach dem Einschlafritual legst du dein Kind wach in sein Bett. Du erklärst, dass du hinausgehst, aber in der Nähe bleibst, und es ruhig liegen bleiben soll. Dann verlässt du den Raum und sagst dabei den immer gleichen Gute-Nacht-Satz wie zum Beispiel „Schlaf schön, mein lieber Schatz“. Wenn dein Kind schreit, gehst du direkt wieder zu ihm, wiederholst den Satz und beruhigst es kurz, bis du erneut mit dem Gute-Nacht-Satz den Raum verlässt. Wenn es schreit, kehrst du wieder mit dem gleichen Satz zurück.

Bewertung

Geeignet ab etwa zehn bis zwölf Monaten oder dann, wenn dein Kind keine allzu starken Trennungsängste mehr hat, die etwa ab sechs Monaten beginnen. Manchmal dauern diese auch länger und tauchen später phasenweise wieder auf. Sollte dein Kind sehr hysterisch reagieren, wenn du hinausgehst, und sich nach einigen Versuchen nicht beruhigen, ist die Vorgehensweise „Stuhlmethode/Langsamer Rückzug“ empfehlenswerter.

5-S

Ablauf

Der amerikanische Kinderarzt Harvey Karp hat diese Methode entwickelt, um unruhigen Neugeborenen zu helfen. Sie besteht aus fünf Schritten:

1. Strammes Einwickeln – Pucken
2. Seitenlage – auf dem Arm der Eltern oder Seitenlage mit einem Seitenlagerungskissen
3. Sch-Geräusche – selbst „Sch-sch" machen oder sogenanntes „weißes Rauschen", also Geräusche wie Staubsauger, Regen oder Ähnliches, über YouTube oder CDs abspielen
4. Schaukeln – auf dem Arm hin und her wiegen oder im Bettchen/in der Wiege schaukeln
5. Saugen – Stillen oder Schnuller

Bewertung

Grundsätzlich geeignet für kleine Babys (drei bis vier Monate). In diesem Alter können die Techniken helfen, Neugeborenen den Übergang in die völlig neue Welt zu erleichtern. Jedoch sollten sie nicht ständig gepuckt sein. Ab dem dritten Lebensmonat solltest du versuchen, das Einschlafen zumindest während einiger Schlafzeiten auch ohne Sch-Geräusche und Saugen zu fördern, damit keine anstrengenden Einschlafgewohnheiten entstehen. Außerdem sollten die Techniken nicht genutzt werden, um Babys „ruhigzustellen" – manchmal brauchen Babys das Weinen, um Stress abzubauen.

Verstärkerpläne einsetzen

Ablauf

Einige Verhaltenspsychologen empfehlen Eltern manchmal mit Verstärkerplänen zu arbeiten, um das Kind zum selbstständigen Einschlafen zu motivieren. Diese Methode wird meist erst etwa ab dem vierten Lebensjahr empfohlen.

Dabei wird dem Kind erklärt, dass es ab jetzt Belohnungen bekommt, wenn es abends gut einschläft oder nachts in seinem Bett liegen bleibt. Gerade dann, wenn Kinder und Eltern unter einer großen Belastung aufgrund der Schlafprobleme leiden, werden diese sogenannten Verstärkerpläne herangezogen. Begründet wird dies durch das Ziel, kurzfristig eine Verbesserung und Entlastung der Eltern zu erreichen. Verstärkerpläne sehen in der Praxis zum Beispiel folgendermaßen aus.

Jedes Mal, wenn das Kind es geschafft hat, allein einzuschlafen oder nachts in seinem Bett liegen zu bleiben, bekommt es am anderen Tag einen Sticker oder einen Punkt auf einer Punkteschlange. Bei einer gewissen Anzahl von Stickern/Punkten darf das Kind diese in ein größeres Geschenk einlösen, wie zum Beispiel eine Zeitschrift, ein Buch oder ein Schwimmbadbesuch. Kinder sollen darüber von außen motiviert werden, die Anpassungsleistung, allein einzuschlafen oder nachts im Bett liegen zu bleiben, zu schaffen.

Nur sehr eingeschränkt empfehlenswert !

Bewertung

Die Methode der Verstärkerpläne wird im fachlichen Diskurs inzwischen stark kritisiert, da hierdurch nicht auf die Bedürfnisse des Kindes geachtet wird. Das Kind wird lernen, sich so zu verhalten, wie es die Eltern wünschen, um das Gefühl von Anerkennung zu spüren – die eigenen Bedürfnisse und Wünsche werden dabei Schritt für Schritt ausgeblendet, und das Kind handelt nicht aus seinen angelegten Fähigkeiten heraus. Die Fähigkeit, diesen Entwicklungsprozess aus eigenem Antrieb zu schaffen, wird gehemmt. Um wirklich das Bedürfnis nach Sicherheit beim Kind zu stillen, damit es selbstständig einschlafen kann, ist es empfehlenswert, mit dem Kind zu besprechen, was ihm dabei helfen könnte, allein einzuschlafen, und gemeinsam nach guten Strategien zu suchen, um die Beziehungsebene zum Kind nicht zu verlassen. So kann zum Beispiel ein Kuscheltier, ein Kleidungsstück der Eltern, ruhiges Atmen, an etwas Schönes denken dem Kind die nötige Sicherheit geben, um allein einzuschlafen und nachts im Bett liegen zu bleiben. Kinder haben in diesen Momenten meist kreative Ideen, was sie brauchen, um aus sich heraus diesen Anpassungsprozess zu meistern (intrinsische Motivation). Für ein gesundes Aufwachsen ist die Stärkung des Selbstwertgefühls essenziell. Kinder brauchen das Gefühl, so, wie sie sind, angenommen zu werden. Das Bedürfnis nach Aufmerksamkeit und Wertschätzung besteht von Beginn an. Jedes Kind entwickelt seine eigenen Bedürfnisse, Eigenarten, und dies in seinem ganz eigenen Tempo. Ein Belohnungssystem schwächt das Kind in der Wahrnehmung seiner eigenen Bedürfnisse. Wenn ein Kleinkind das Einschlafen allein nicht gut hinbekommen hat, somit also keinen Sticker, Sternchen oder dergleichen bekommt, erlebt es das

Gefühl von Bestrafung, denn es wird nicht belohnt. Es konnte dem gewünschten Verhalten der Mutter oder des Vaters nicht gerecht werden und lernt dadurch, dass es *nicht genügt*. Verstärkerpläne können, wenn sie sehr gut durchdacht, gut vorbereitet und achtsam eingesetzt werden, bei hoher Belastung in der Familie funktionieren. Da man jedoch sehr viel falsch machen kann und die „Nebenwirkungen“ negativ sein können, empfehlen wir, im Alltag darauf zu verzichten.

Ferber* / Jedes Kind kann schlafen lernen / Sandhuhr

NICHT empfehlenswert!

Ablauf

Nach dem Abendritual legst du dein Kind wach in sein Bett und verabschiedest dich liebevoll. Wenn es schreit, wartest du drei Minuten und gehst dann für eine Dauer von ein bis zwei Minuten zu ihm, um es zu beruhigen. Es sollte aber nicht einschlafen, während du im Zimmer bist. Dann verabschiedest du dich wieder und wartest diesmal fünf Minuten, bis du wieder

* Richard Ferber hat in den 1970er Jahren das nach ihm benannte Schlaftraining entwickelt, nach dem Babys in immer längeren Abständen in ihrem Bettchen allein gelassen werden, bis sie schließlich das Weinen bleiben lassen und alleine einschlafen.

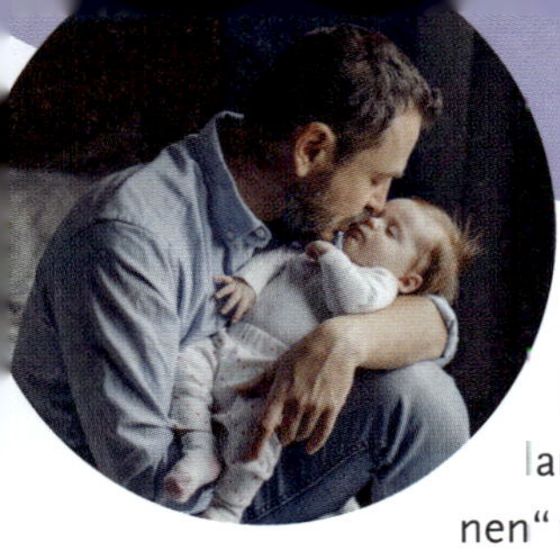

für ein bis zwei Minuten zurückkehrst. Je nach Methode sind die Wartezeiten unterschiedlich lang. In dem Buch „Jedes Kind kann schlafen lernen“ werden sie am ersten Abend auf maximal sieben Minuten und ab dem dritten Tag auf maximal zehn Minuten erweitert. Bei der Sanduhrmethode dürfen Eltern auch drei Minuten im Kinderzimmer bleiben und lassen das Kind maximal sechs Minuten warten. Alle Varianten basieren auf dem Prinzip vom „kontrollierten Schreienlassen“, bei dem das Weinen des Kindes für eine festgelegte Zeit hingenommen wird – in der Hoffnung, dass es so lernt, sich selbst zu beruhigen.

Bewertung

Nicht empfehlenswert, da das häufige Herausgehen und die immer längeren Abwesenheiten der Eltern für das Kind Stress bedeuten. Dies kann kindliche Ängste und Schäden in der Entwicklung auslösen und die Bindung sowie das Urvertrauen schwächen. Da Nähe, Sicherheit und Geborgenheit die Voraussetzung dafür sind, dass Kinder einschlafen können, empfehlen wir, beim Kind zu bleiben und klar zu signalisieren, dass jetzt Schlafenszeit ist. Wie bei der Pantley- und Stuhlmethode kann diese Begleitung durchaus ab einem bestimmten Alter durch die Stimme erfolgen, sofern vor dem Einschlafen das Bedürfnis nach Bindung ausreichend gestillt wurde. Diese Methode sollte frühestens ab zehn Monaten eingesetzt werden und nur dann, wenn alle sanften Vorgehensweisen (zum Beispiel Pantley-, Stuhlmethode) fehlgeschlagen sind und der Leidensdruck hoch ist.

„Cry it out" / Schreien lassen

NICHT ! empfehlenswert!

Ablauf

Nach dem Abendritual wird das Kind in sein Bettchen gelegt, und die Mutter oder der Vater verlässt das Zimmer. Wenn es schreit, wird darauf nicht reagiert – egal, wie lange das dauert. Babys bis zu neun Monaten sollten allerdings nachts noch gefüttert werden. Diese extrem harte Methode wird von Dr. Marc Weissbluth empfohlen.

Nicht empfehlenswert!

Bewertung

Im Grunde könnte das Baby oder Kind die ganze Nacht schreien, ohne dass es getröstet wird. Dies kann schwere kindliche Ängste auslösen und die Bindung schwächen. Durch die erhöhte Ausschüttung von Stresshormonen können sogar Hirnschädigungen eintreten, die die emotionale, soziale, motorische und kognitive Entwicklung langfristig beeinträchtigen. Hinzu kommt, dass viele Babys auch nach neun Monaten noch Hunger haben. Es ist ganz normal, wenn ein Baby bis zum Alter von etwa zwanzig Monaten nachts Milch trinken möchte. Bitte wende die Methode auf keinen Fall an.

Durchschlafkur nach Anna Wahlgren

NICHT empfehlenswert!

Ablauf

Die Autorin des Buches „Das Durchschlafbuch“ empfiehlt feste Essens- und Schlafzeiten, kombiniert mit einer Schlaftechnik, bei der das Baby „geknufft“ und eine immer gleiche „Gute-Nacht-Leier“ zur Beruhigung aufgesagt wird. „Knuffen“ bedeutet, dass das Baby auf den Bauch gelegt, mit einer Hand am Rücken festgehalten wird und mit der anderen fest und rhythmisch auf den Po geklopft wird. Sieht man sich im Internet Videos dieser Technik an, wirkt das extrem lieblos, wenn nicht gar brutal. Auch die festgelegten Zeiten entsprechen nicht aktuellen Erkenntnissen, nach denen sich der Bedarf an Schlaf und Nahrung immer mal wieder ändert.

Nicht empfehlenswert!

Bewertung

Die Methode ist starr und nicht bedürfnisorientiert. Hilfreich ist lediglich der immer gleiche Gute-Nacht-Satz, der auch bei Methoden wie der Stuhlmethode/Langsamer Rückzug oder Pantley eingesetzt werden kann.

Quellen

Petra Weidemann-Böker: Das neue Ein- und Durchschlaf-Buch

Elizabeth Pantley: Schlafen statt Schreien

3 Die ANGEL-Schlafmethode –

WIRKSAME UND SANFTE HILFE FÜR DEIN KIND

Was kann ich tun, damit mein Baby besser schläft? Wie bekommen Eltern und Kind endlich die ersehnte Nachtruhe? Diesen essenziellen Fragen des frühen Elternlebens widmet sich die ANGEL-Methode und liefert wirksame und bindungsorientierte Anregungen sowie sanfte Wege hin zu besserem Babyschlaf.

Was bedeutet ANGEL?

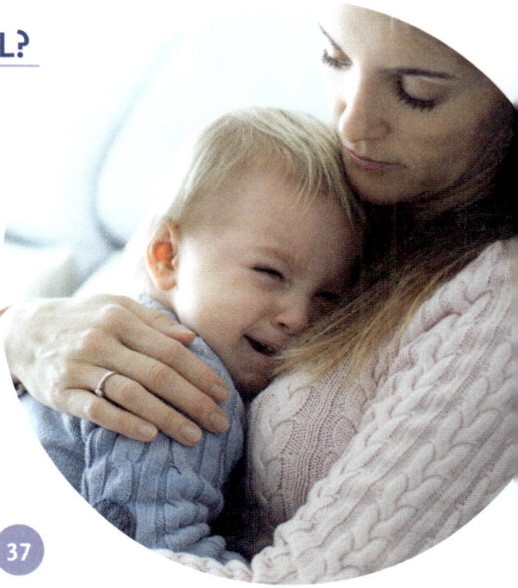

Wie bei der TROST-Methode bei Schreiproblemen, auf die wir im folgenden Kapitel eingehen werden, ist ANGEL ein Akronym. Jeder Buchstabe steht für einen Begriff:

A nspannung lösen
N ähe schenken
G ute Schlafbedingungen
E igenständigkeit sanft fördern
L angeweile in der Nacht

❶ Anspannungen lösen

Viele Babys lassen sich durch eine Massage beruhigen. Oft reicht diese an den Beinen und Füßen, am besten mit Mandel- oder Jojobaöl. Wenn dein Baby Bauchschmerzen oder Blähungen hat oder sehr unruhig ist, frage in der Apotheke nach Fenchel-Kümmel-Öl für Babys, das du mit dem Mandel- oder Jojobaöl mischen kannst. Oft wird ein Tropfen beigemischtes Lavendelöl als sehr beruhigend empfunden – Babys können aber auf ätherische Öle empfindlich reagieren. Gerade in den ersten Lebenswochen nutzt man am besten keine solcher duftintensiven Stoffe, weil Neugeborene Gerüchen gegenüber extrem sensibel und schnell irritiert sind. Frage dazu am besten eine Hebamme, eine Kinderärztin oder einen Kinderarzt.

Wir raten außerdem allen Eltern von Babys und Kleinkindern mit Schlafproblemen, einmal einen guten Osteopathen*in aufzusuchen. Natürlich solltest du auch mit dem Kinderarzt sprechen, um medizinische Ursachen auszuschließen.

Manchmal schreien Babys auch ohne erkennbaren Grund und brauchen das, um Stress abzubauen. Halte dein Kind dann liebevoll im Arm und höre geduldig zu. Expert*innen sprechen hier häufig vom sogenannten Erzählweinen, um Reize zu verarbeiten.

❷ Nähe schenken

Wie bereits erwähnt, ist die Nähe von vertrauten Personen sehr wichtig, damit Babys sich sicher und geborgen fühlen.

Trage dein Baby daher tagsüber viel und kuschele auch abends ausgiebig mit ihm. Nutze ein liebevolles Ritual – zum Beispiel den Kuscheltieren Gute Nacht sagen, kuscheln, beten, singen. Ein dünnes Schmusetuch oder, bei Kleinkindern, ein Kuscheltier können Geborgenheit vermitteln.

❸ Gute Schlafbedingungen

Das Zimmer, in dem das Baby schläft, sollte möglichst dunkel sein. Dunkelheit fördert die Ausschüttung des Schlafhormons Melatonin. Achte auf eine angemessene Raumtemperatur von etwa achtzehn Grad. Die meisten Babys kommen bei dieser Temperatur mit einem langärmligen Body in einem Ganzjahresschlafsack (an heißen Tagen ein Sommerschlafsack ohne Body) gut zurecht. Im Nacken deines Babys kannst du fühlen, ob dein Baby schwitzt, an den Füßen, ob ihm kalt ist – dann ist es sinnvoll, ihm Socken und vielleicht ein zusätzliches dünnes Oberteil anzuziehen.

Satt zu sein, ist eine wichtige Schlafbedingung. Wenn dein Baby bereits Beikost bekommt, biete ihm abends einen schlaffördernden Haferbrei an: Koche zarte Haferflocken oder einen Hafer-Getreidebrei zum Anrühren mit Wasser oder, wenn du nicht stillst, mit Premilch auf. Der Brei kann mit ein paar Stücken zerdrückter Banane etwas gesüßt werden.

Wenn dein Baby schlecht schläft, solltest du seinen Obstkonsum im Blick behalten, da auch zu viel Fruchtzucker un-

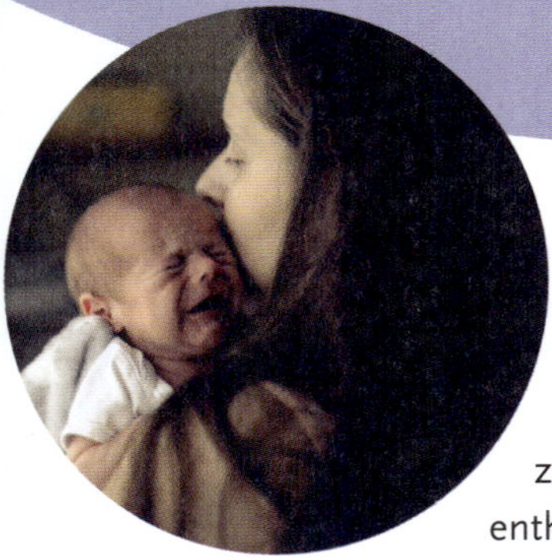

ruhig machen kann. Eine Handvoll Obst am Tag (gemeint ist die Hand des Kindes) reicht, und der Großteil sollte möglichst nicht abends verzehrt werden. Sei zurückhaltend mit Fertigbreien – diese enthalten oft Zucker oder versteckte Zuckerersatzstoffe.

Kleine Helferlein aus der Natur können ebenfalls zum Einsatz kommen. So machen viele Eltern gute Erfahrungen mit Calmedoron-Tropfen, die Baldrian und andere beruhigende Pflanzen beinhalten und auch schon für Säuglinge geeignet sind. Ebenfalls beruhigend wirkt das pflanzliche Bryophyllum-50 %-Pulver.

❹ Eigenständigkeit sanft födern

Babys haben natürlicherweise ein großes Bedürfnis nach viel Körperkontakt und Nähe zu ihren Bezugspersonen. Das solltest du ernst nehmen und erfüllen.

Dennoch ist es für einen guten Schlaf hilfreich, in kleinen Schritten auch Selbstregulation und Eigenständigkeit zu fördern. Um nachts gut zu schlafen, brauchen Babys nämlich die Fähigkeit, sich selbst zu beruhigen. Das können die meisten anfangs kaum, und die wichtigste Basis für das Erlernen dieser Fähigkeit sind die Nähe und liebevolle Begleitung durch die Eltern. Trage dein Baby also viel, kuschelt – aber baue auch tagsüber immer mal wieder kleine Zeiten ein, in denen dein Baby die Gelegenheit hat, ein wenig für sich zu spielen, während du in der Nähe bist.

Auch beim Einschlafen kannst du immer wieder versuchen, dein schläfriges Baby in sein Bettchen zu legen. Vorher solltest du stets ganz viel kuscheln, um das Bedürfnis nach Nähe zu erfüllen. Dein Baby darf gerne in deinen Armen zur Ruhe kommen, nur das feste Einschlafen sollte möglichst oft im Bett erfolgen. Das bedeutet aber nicht, dass du ein kleines Baby, das beim Stillen eingeschlafen ist, absichtlich wecken solltest!

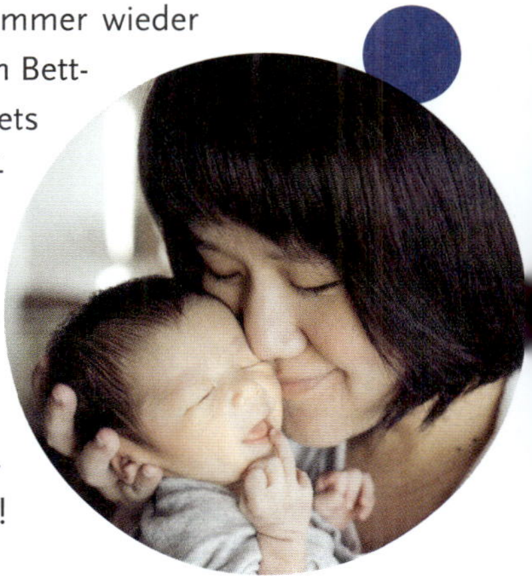

⑤ Langeweile

Was wir hier meinen, ist eine positive „Langeweile“ im Gegensatz zu dem übermäßig vollen, hektischen Alltag, den viele Babys erleben. Achte darauf, genügend Möglichkeiten zu haben, in denen du einfach zu Hause mit deinem Baby freie Zeit verbringst und ihr gar nichts tut. Du solltest dein Baby auch nicht ständig unterhalten und animieren. Als Ausgleich zu intensiven Spielphasen, Liedern oder „Gesprächen“ lass dein Baby einfach still auf einer Decke liegen und herumschauen.

Wenn das Baby nachts aufwacht, solltest du dich ebenfalls möglichst „langweilig“ verhalten: so wenig Licht wie möglich, leises Sprechen und nur das Nötigste sagen, kein Spielen oder Scherzen. Natürlich solltest du liebevoll reagieren, aber eben nicht unterhaltsam, damit dein Baby nicht unnötig animiert wird und denkt, es wäre Zeit zum Spielen. Das hilft deinem Kind, schnell selbst wieder schläfrig zu werden.

Lass alle unnötigen Aktivitäten nachts weg. Je älter dein Baby wird, desto mehr bedeutet das auch, es nicht bei jedem Aufwachen zu füttern. Wenn es schon nach einer Stunde wieder wach wird und abends gut getrunken hat, ist es höchstwahrscheinlich nicht hungrig. Vermutlich wird es die Flasche oder Brust gern nehmen, weil es das beruhigende Saugen genießt. Damit schaffst du jedoch eine Gewohnheit, die den Schlaf auf Dauer eher stört. Natürlich haben Kinder, bedingt durch Infekte oder Wachstumsschübe, mal mehr und mal weniger Hunger, und gerade kleine Babys können auch nachts durchaus nach zwei bis drei Stunden wieder hungrig sein. Doch achte darauf, dass Stillen oder Füttern mit der Flasche nicht zum Automatismus bei jedem Aufwachen wird und im Grunde nur der Beruhigung dient.

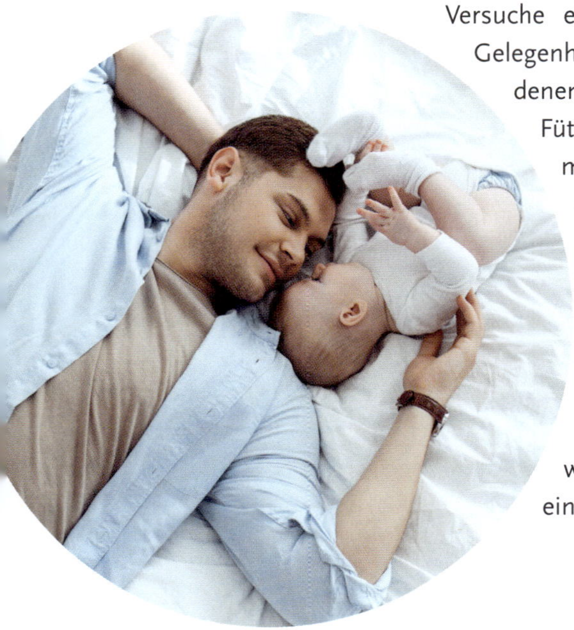

Versuche einfach, immer wieder Gelegenheiten zu finden, bei denen das Baby nicht beim Füttern einschläft. Manchmal hilft es, das Füttern etwas vorzuverlegen, und oft schlafen Babys mit drei bis vier Monaten von selbst nicht mehr jedes Mal dabei ein.

Lege das Kind dann, wenn es ruhig ist und eine Weile mit dir geschmust hat, in sein Bettchen. Wenn es schreit, nimm es nicht direkt wieder hoch, sondern versuche ein paar Minuten, es mit Streicheln oder einer Hand auf dem Kopf zu beruhigen. Wenn das gar nicht klappt, kannst du dein Kind natürlich auf den Arm nehmen – aber möglichst nicht, bis es fest schläft, denn das sollte es im Bettchen lernen. Es gibt Abende, an denen das einfach nicht klappt. Das ist normal, denn manchmal brauchen Babys einfach besonders viel Nähe, um in den Schlaf zu finden. Trotzdem ist es sinnvoll, diese Vorgehensweise immer wieder zu probieren, um dem Kind nach und nach beizubringen, mit nur wenig Hilfe im Bettchen einzuschlafen. Das erhöht die Chance, dass es sich auch nachts immer öfter selbst beruhigen kann.

Erkläre deinem Kind, was passiert

Sag ihm liebevoll, aber entschlossen, dass es nun lernen muss, besser zu schlafen, weil das für die ganze Familie wichtig ist. Anfangs protestieren viele Babys lautstark dagegen, weil dieses neue Vorgehen ungewohnt ist. Babys lieben Gewohnheiten und kämpfen um sie. Deshalb kann auch diese Methode anfangs mit viel Geschrei einhergehen – jedoch lässt du dein Baby nicht allein, und das ist ein großer Unterschied. Solltest du nach fünf Tagen keinerlei Besserung feststellen, kann es sein, dass es dein Baby irritiert, wenn du es zwischendurch auf den Arm nimmst. Erkläre ihm dann, dass es nun in seinem Bettchen bleibt, du aber bei ihm bist und es streichelst. Versuch dabei, es dir selbst so bequem wie möglich zu machen, denn dein Kind spürt, ob du entspannt bist. Helfen können zum Beispiel tiefe, bewusste Bauchatmung und Musik oder ein Hörbuch per Kopfhörer.

Rückfälle sind übrigens normal. Bleibe trotzdem liebevoll konsequent, außer natürlich in Ausnahmesituationen wie Krankheit oder Ähnlichem.

4 Hilfe für Schreibabys –

DIE TROST-METHODE BEI SCHREI- UND SCHLAFPROBLEMEN

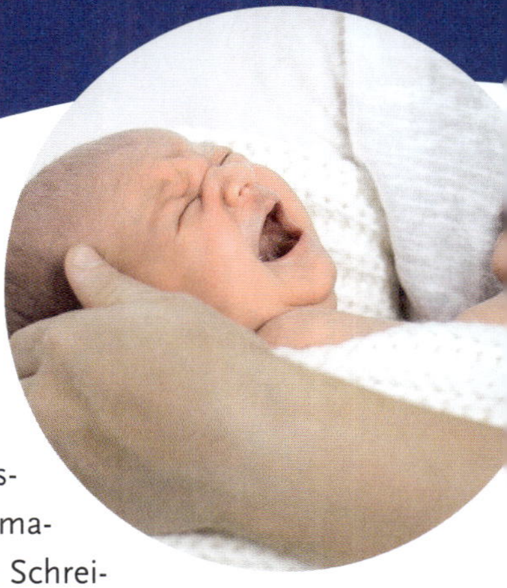

Wenn du dieses Kapitel liest, weißt du vermutlich, wie es sich anfühlt, eine gefühlte Ewigkeit mit einem schreienden kleinen Wesen im Zimmer auf und ab zu laufen. Du suchst verzweifelt nach einer Möglichkeit, dein Baby zu beruhigen. Du hast vieles schon ausprobiert und fragst dich, was du noch machen kannst. Für Mütter und Väter mit Schreibabys haben wir die TROST-Methode entwickelt.

Die TROST-Methode

Der Name TROST ist ein Akronym. Jeder Buchstabe gehört zu einem bestimmten Oberbegriff.

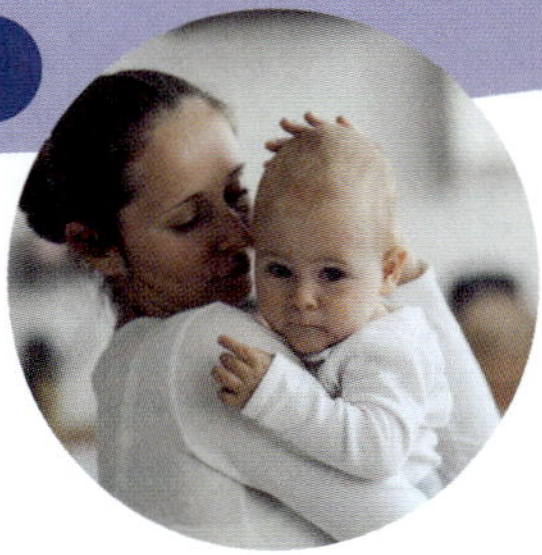

HalTgeben
Reizreduktion
LOslassen
AuSzeit
EnTspannungshilfen

Das Besondere an dieser Methode ist ihr ganzheitlicher Ansatz, denn Schreien kann bei Babys viele Ursachen haben, sodass es dafür meist keine einfache Lösung gibt, die immer hilft.

❶ Der Basis-Check

Am Anfang steht stets ein Basis-Check, den du durchführen solltest. Schaue mit feinfühligem Blick darauf, ob wirklich alle Grundbedürfnisse des Babys erfüllt sind:

- Nasse Windel? Wunder Po? Gegen einen wunden Windelbereich helfen Zinksalbe und Heilwolle.
- Hunger? Du solltest es nicht bei jedem Schreien sofort tun, aber Stillen nach Bedarf ist empfehlenswert, da durch Wachstumsschübe und andere Einflüsse der Nahrungsbedarf schwankt. Kürzere Abstände zwischen den Mahlzeiten können helfen, weil der Magen des Babys dann nicht durch große Mengen belastet wird.
- Schmerzen? Dein Arzt kann körperliche Ursachen diagnostizieren oder ausschließen, wie zum Beispiel Mittelohrentzündung, osteopathische Probleme, Magenschmerzen (Probiotika helfen, die Darmflora zu stabilisieren), Unverträglichkeiten (Allergien, Laktoseintoleranz oder Ähnliches).

- Temperatur? Schwitzen fühlt man bei Babys vor allem im Nacken; kalte Hände sind normal, aber kalte Füße sollten gewärmt werden.
- Langeweile? Babys müssen zwar nicht ständig bespaßt werden und können nach und nach lernen, sich selbst zu beschäftigen. Das klappt aber in den ersten Monaten meist nur sehr kurz, und besonders wache Babys fordern Aufmerksamkeit.
- Müdigkeit? Vor allem kleine Babys sollten nicht länger als ein bis zwei Stunden am Stück wach sein. Achte auf Müdigkeitsanzeichen wie Augen reiben, gähnen, das Baby dreht den Kopf weg, der Blick ist starr. Nimm bei der Tagesplanung Rücksicht auf dein Baby und seinen Schlafbedarf.

❷ Anwendung der TROST-Methode

Hal**T** geben:

- viel tragen und kuscheln, wenn möglich schlafen im Elternzimmer
- feste Bezugspersonen (kein ständiger Wechsel, behutsame und langsame Eingewöhnung an neue Betreuer*innen)
- Bindung fördern und gegebenenfalls mithilfe einer Eltern-Kind-Therapie stärken
- Pucken kann dem Baby helfen, sich zu beruhigen. Das bedeutet, dass Babys mit einer Decke oder einem speziellen Pucksack relativ stramm eingewickelt werden, um ihnen so ein Gefühl wie im engen Mutterleib zu vermit-

teln. Ein Baby sollte aber nicht Tag und Nacht gepuckt werden, damit es sich auch bewegen kann und Hautkontakt zur Mutter, zum Vater möglich ist.

- Eltern sollten selbst Halt bekommen, zum Beispiel durch Gespräche mit vertrauten Personen oder durch professionelle Beratung oder Therapie.

Reizreduktion:

- nicht zu viele Termine oder zu viel Besuch
- Wachzeiten nicht zu lange ausdehnen (siehe „Basis-Check“)
- nicht zu viel oder zu lautes/grelles Spielzeug und keine ständige Beschallung mit Musik/TV
- Dunkelheit beim Schlafen (nach den ersten Lebenswochen auch tagsüber)
- Ruhephasen einbauen. Nicht ununterbrochen mit dem Baby spielen oder reden

L**O**slassen:

Wenn du keinen Grund für das Schreien herausfinden kannst, braucht es dein Baby womöglich als Ventil. Auch Babys erleben Belastungen, zum Beispiel bei der Geburt, durch Entwicklungssprünge, Wachstumsschmerzen und vieles mehr. Vielleicht muss dein Kind einfach schreien, um Stress abzubauen. Halte dein Baby im Arm und rede zwischendurch ruhig mit ihm: „Ja, es ist gut, dass du mir das erzählst. Das hört sich wirklich stressig an. Ich bin bei dir. Lasse den Stress heraus.“ Versuche, das Weinen nicht als Problem zu sehen, sondern als Vertrauensbeweis. Dein Kind fühlt sich bei dir so wohl, dass es sich traut, dir von seinem Stress zu „erzählen".

AuSzeit:

Eltern brauchen „kindfreie" Zeiten, um sich zu erholen. Das ist nicht egoistisch, sondern notwendig, um weiter ausgeglichen sein zu können. Deshalb organisiere dir Auszeiten – auch deinem Baby zuliebe! Bitte Verwandte oder Freunde, das Kind regelmäßig zu betreuen, oder wende dich an wellcome *(www.wellcome-online.de, Reiter „Praktische Hilfe im ersten Jahr nach der Geburt")*. Und wechsle dich mit deinem Partner*in ab, sofern du in einer Partnerschaft lebst.

EnTspannungshilfen:

Babys sind Experten für Körpersprache. Dein Stresslevel beeinflusst das Wohlbefinden deines Babys. Finde Wege, dich zu entspannen, in Ruhepausen, aber auch, während dein Kind schreit. Bauchatmung, autogenes Training, Musik oder Hörbücher über Kopfhörer hören – all das kann helfen.

Auch für Babys existieren sanfte Entspannungshilfen:

- weißes Rauschen (beruhigende Geräusche wie Regen-, Föhngeräusche, zum Beispiel bei YouTube)
- Lavendelduft wirkt grundsätzlich beruhigend (zum Beispiel ein Tropfen naturreines Lavendelöl, vermischt mit Mandelöl zur Babymassage). Vorsicht: Babys können auf ätherische Öle wie Lavendel empfindlich reagieren. Bei Blähungen und Bauchschmerzen kannst du in der Apo-

theke eine Creme oder ein Öl mit verdauungsfördernden Pflanzenauszügen aus Fenchel/Kümmel/Anis bekommen und damit den Bauch deines Babys massieren.

- Schlafen in Seitenlage (zum Beispiel mit Stützkissen), da so der Moro-Reflex nicht ausgelöst wird. (Der Moro-Reflex tritt bei Neugeborenen und Babys vorübergehend auf. Der Säugling breitet die Arme ruckartig zur Seite aus, spreizt die Finger und streckt oft seine Beine. Auslöser können sein: grelles Licht, plötzliche Erschütterungen, laute Geräusche. Kurz danach zieht der Säugling seine Arme über der Brust zusammen.)
- Saugen mit dem Schnuller
- körperliche Begrenzungen durch Pucken oder ein Stillkissen, das du um dein Baby herumlegst

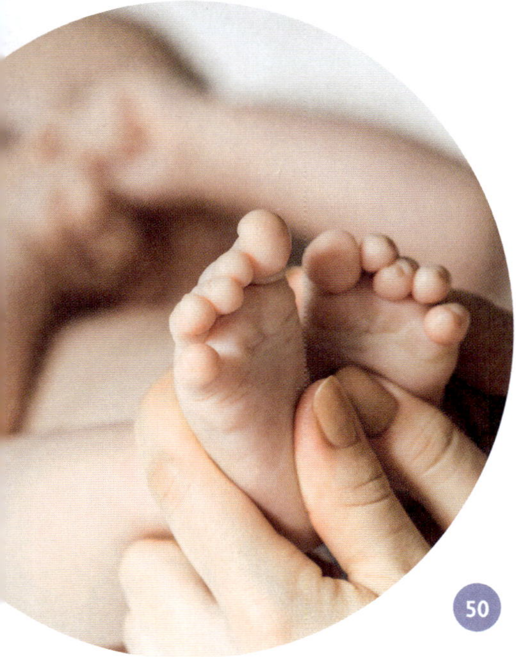

5 Wie du einen Tagesrhythmus mit deinem Baby findest

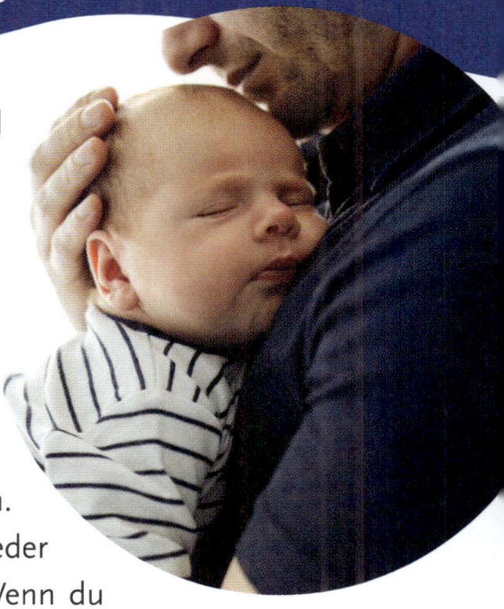

Das ist die erste Lektion, die Mütter und Väter lernen müssen: Babys geben den Rhythmus vor, und das sieben Tage die Woche und vierundzwanzig Stunden am Tag. Auch wenn das anstrengend ist – für das Baby ist es gut so, denn es entwickelt sich so am besten. Erst mit der Zeit kann man einen festen Tagesablauf einführen. Und auch die Nächte werden dann wieder ruhiger. Es klingt vielleicht paradox: Wenn du bereit bist, dich zeitlich ganz auf das Baby einzustellen, hast du deutlich weniger Stress. Wir haben einige Tipps zusammengestellt, mit denen du wieder eine Struktur in den Tag bekommst.

❶ Beobachte dein Baby

Wann schläft es am leichtesten ein? Wie lange schläft es üblicherweise? Tagsüber? Nachts? Konzentriere dich auf die weiteren Bedürfnisse des Babys: Wie häufig hat es Hunger? Schläft es besonders gut, wenn du es vorher gebadet hast? Wann ist es besonders aktiv? Wie lange dauern die Aktivitätsphasen?

❷ Führe Regelmäßigkeiten ein

Wenn du über mehrere Tage beobachtest, dass dein Baby immer morgens zwischen neun und zehn Uhr noch ein kleines Nickerchen macht, sorge vorher für Aktivität und lege es danach regelmäßig um neun Uhr hin. Bei dem Schlaf ist es besonders wichtig, auf die feinen Signale von Müdigkeit zu achten und das Baby schon bei den ersten Anzeichen hinzulegen. Sobald du feststellst, dass dein Kind abends zwischen sieben und acht Uhr häufig Zeichen von Müdigkeit zeigt, stimme die Abendmahlzeit darauf ab und schiebe vielleicht vorher noch eine Aktivitätsstunde ein.

❸ Mache dir die eigenen Bedürfnisse bewusst

Wie wünschst du dir deinen Tag: eine Ruhepause am Mittag, Termine, einkaufen, Haushalt, die Lieblingsserie schauen? Überlege dann, wie du das in Einklang bringst mit den Bedürfnissen des Babys. Versuche zum Beispiel, den Arzttermin so zu legen, dass er die Ruhephase deines Babys nicht berührt.

❹ Achte auf Verlässlichkeit

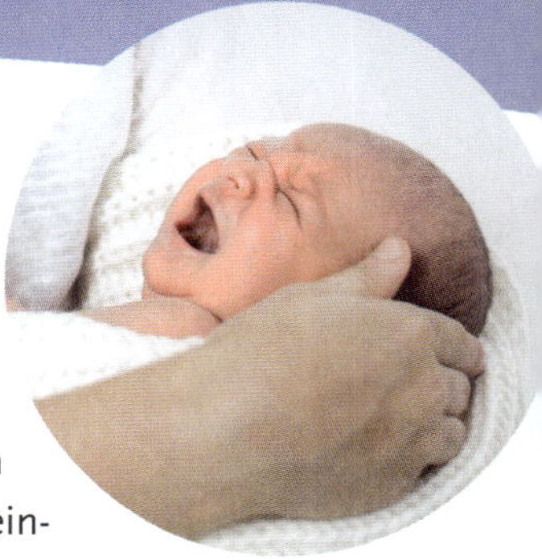

Ebenso wichtig wie feste Zeiten sind für dein Baby feste Abläufe: Die immer gleiche Reihenfolge von Schlafanzug anziehen, Lied singen, stillen und schlafen wirkt auch dann beruhigend, wenn es abends erst um einundzwanzig Uhr geschieht statt wie üblich um neunzehn Uhr.

❺ Manchmal geht Mama vor

Wenn du einmal pro Woche um sieben Uhr abends zum Yoga oder zur Rückbildung gehst, muss eben vorher gestillt werden. Auch wenn der Hunger vielleicht noch nicht so groß ist. Denn mit voller Brust turnen ist keine Freude. Und die Zeit, die das Baby mit seiner Bezugsperson hat, während du weg bist, ist so viel entspannter.

Ein Tipp

Denke immer daran, dass jedes Baby sein ganz eigenes Tempo hat. Geduld ist gefragt: Zwischen dem vierten und sechsten Lebensmonat sind Babys bereit, eine von außen vorgegebene Routine anzunehmen, oder zeigen sogar von sich aus eine Regelmäßigkeit. Wenn etwas nicht klappt, versuche es einfach ein paar Tage oder Wochen später wieder. Dann kann alles schon ganz anders aussehen.

6 Warum Weinen auch (manchmal) guttut

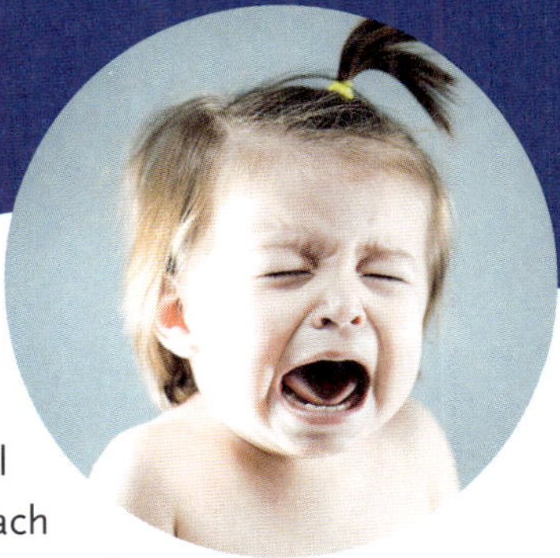

Vermutlich hat das jeder und jede von uns schon einmal erlebt: Wenn alles zu viel wird, tut es richtig gut, sich einmal ganz ungehemmt auszuweinen. Danach fühlt man sich meist erleichtert, ruhiger und einfach deutlich besser. Weinen kann eine echte Befreiung sein. Untersuchungen zeigen, dass es den gesamten Körper beruhigt und entspannt. Schon im alten Griechenland war das heilende, reinigende Weinen als „Katharsis" bekannt, und es ist heute noch Bestandteil vieler Therapien. Aber wie ist das, wenn ein Baby weint? Das empfinden wir meist als störend, mal als Vorwurf, manchmal als Hilferuf. Den meisten Eltern fällt es schwer, ihr Baby weinen zu hören.

Welche Bedeutungen hat weinen bei Babys?

Wenn ein Baby viel weint, suchen Mütter und Väter nach den Ursachen: Hat es Hunger? Schmerzen? Eine volle Windel oder einen wunden Po? Ist es müde? Dieses Forschen nach Gründen ist goldrichtig. Und je besser du dein Baby kennenlernst, desto öfter wird es dir gelingen, zu erkennen, was dein Kleines braucht. Doch nicht immer lässt sich ein konkreter Grund finden. Und wenn Müdigkeit der Grund ist, haben Babys oft trotz des besten Einschlafrituals Probleme, ins Land der Träume zu finden, und vergießen stattdessen viele Tränen.

Für uns Eltern sind diese Situationen unheimlich schwierig, weil wir sie nicht verstehen. Doch es gibt eine sehr einleuchtende Erklärung für diese Phasen: Manchmal brauchen Babys das Weinen, um Stress abzubauen.

Auch Babys haben Stress

Aletha Solter erklärt in ihrem sehr empfehlenswerten Buch „Warum Babys weinen“, dass Babys schon früh vielfältige Belastungen erleben, zum Beispiel durch Ängste der Mutter in der Schwangerschaft, eine anstrengende Geburt, Konflikte der Eltern oder auch einfach durch Alltagsstress wie neue Umgebungen, das Kennenlernen neuer Menschen, Entwicklungs- oder Wachstumsschübe. Für Säuglinge ist alles auf dieser Welt neu – und diese vielen Reize zu verarbeiten, ist ganz schön anstrengend. Im Gegensatz zu uns können Babys nicht über das, was sie erlebt haben, reden. Die einzige Sprache, die sie beherrschen, ist das Weinen. Deshalb brauchen sie es als Weg zur Stressverarbeitung deutlich öfter als wir – wobei es auch uns vielleicht guttäte, uns das Weinen öfter mal zu erlauben.

Babys dürfen weinen

Wenn uns diese positive Bedeutung und Wirkung des Weinens nicht bewusst ist, versuchen wir als Eltern höchstwahrscheinlich immer, das Weinen unseres Babys schnellstmöglich zu beenden – zum Beispiel durch dauerhaftes, extrem häufiges Stillen oder den starken Einsatz des Schnullers, durch intensive Bewegungen (zum Beispiel ständiges Schieben im Kinderwagen oder Schaukeln auf dem Arm oder in der Wippe) oder durch Ablenken mit Spielzeug oder andere Beschäftigung. All das sind Wege, durch welche das Weinen unterbrochen und eine oberflächliche Beruhigung erreicht wird. Manchmal ist das hilfreich, zum Beispiel, wenn man gerade Auto fährt, etwas Wichtiges erledigen muss oder gerade einfach keine Kraft hat, das Weinen auszuhalten. Wenn wir aber immer versuchen, es direkt zu stoppen, nehmen wir unserem Kind manchmal auch die Chance, seinen Stress wirklich herauslassen. Das ist, so Aletha Solter, ein Grund dafür, warum viele Babys so oft schreien oder auch nachts sehr oft aufwachen: Der Versuch, Anspannung loszuwerden, wird immer wieder unterbrochen.

Deshalb ist keine tiefgehende Entspannung möglich.

Wenn dein Baby also weint, obwohl es höchstwahrscheinlich nicht hungrig ist, die Windel nicht voll ist und auch Schmerzen eher ausgeschlossen werden können, dann denke doch mal an diese ganz andere Bedeutung des Weinens. Wie gesagt, alle anderen Gründe sollten natürlich gründlich geprüft werden – auch Unverträglichkeiten, Reflux oder andere Gründe für Schmerzen sollten mit dem Kinderarzt/der Kinderärztin abgeklärt werden.

Gemeinsam geht es besser

Wenn du nicht mehr kannst und aggressiv wirst, lege dein Baby an einem sicheren Ort ab und erkläre: „Ich brauche eine kurze Pause, bin gleich wieder da!“ Noch besser ist es natürlich, wenn du dein Baby einem anderen lieben Menschen anvertrauen kannst. Wenn möglich, kannst du das Halten beim Weinen zwischendurch mal mit deinem Partner*in gemeinsam machen, wie es in der Fachliteratur beschrieben wird: Du hältst dein Baby, und dein Partner*in setzt sich hinter dich und gibt dir Halt (oder andersherum).

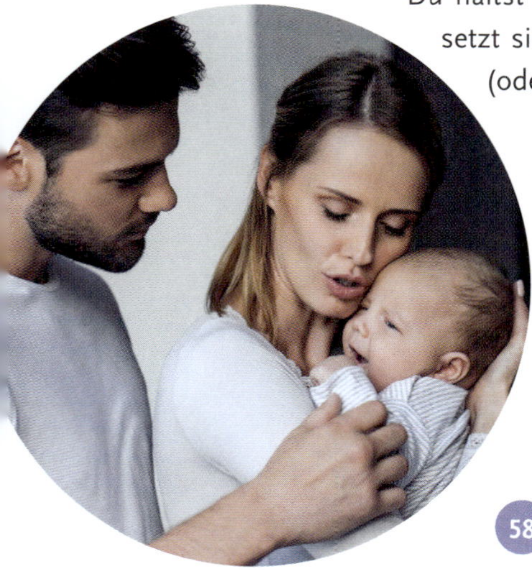

Wann das Weinen zu viel wird und etwas mehr Beruhigungshilfe nötig ist, spürst du vermutlich selbst ganz gut, wenn du sensibel auf dein Baby achtest. Bedenke dabei wie gesagt:

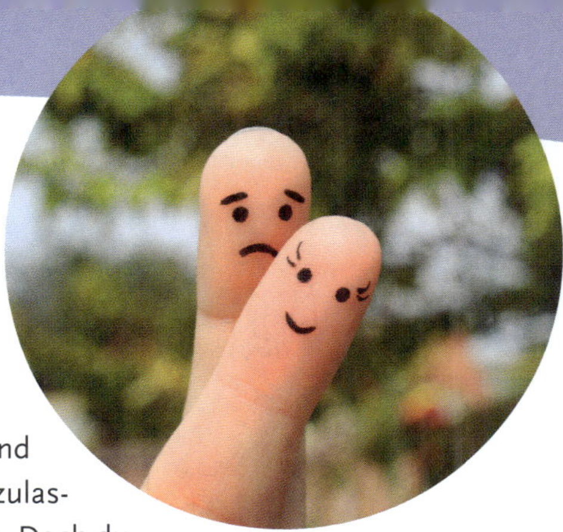

Auch für Kinder ist es hilfreich, wenn sie einfach mal weinen oder toben dürfen, ohne gleich abgelenkt oder zurechtgewiesen werden.

Ein weinendes Baby oder Kind zu halten und das Weinen zuzulassen, erfordert Kraft und Nerven. Doch du hilfst deinem Kind, eine Fähigkeit zu entwickeln, die für sein gesamtes Leben wertvoll ist: Gefühle zuzulassen und sie vertrauten Menschen mitzuteilen.

Ein Tipp:
Was für dein Baby gilt, gilt natürlich auch für dich selbst: Du darfst weinen, wenn du erschöpft bist oder wenn dein Babytag besonders anstrengend war. Auch dir kann das Weinen helfen, wieder ins innere Gleichgewicht zu kommen. Es gibt kein Diktat, außer vielleicht in der Werbung, dass Mütter oder Väter rund um die Uhr strahlen müssen. Weinen und Lachen – alles hat seine Zeit und gehört zu einem erfüllten Leben.

7 Häufige Elternfragen zum Babyschlaf

In diesem Kapitel findest du sieben Fragen, die viele Eltern beschäftigen, und die Antworten darauf, deren Inhalte wesentlich zu einem guten Babyschlaf beitragen.

1. Wie hängen Nahrung und Schlaf zusammen?
2. Wie kann ich mein Baby halten, wenn es weint?
3. Träumen Babys?
4. Was ist der Nachtschreck, und wie erkenne ich ihn?
5. Was bringt ein Schlafprotokoll?
6. Ist das noch normal ...? Ab wann spricht man von einer Schlafstörung oder von einem Schreibaby?
7. Wie hängen Schlaf und traumatische Erfahrungen zusammen?

1. Wie hängen Nahrung und Schlaf zusammen?

Oft unterschätzt wird die Rolle der Ernährung für den Schlaf. So kann zu viel Zucker zu Überreizung führen: Der Blutzuckerspiegel ist instabil, und dadurch werden Babys tendenziell unruhiger und unausgeglichener (Erwachsene natürlich auch). Wenn du dein Baby voll stillst, musst du dir über Zucker erst einmal keine Gedanken machen. Bei Flaschenmilch empfehlen wir dir, möglichst lange (mindestens im ersten Lebensjahr) bei Premilch zu bleiben. Nimm lieber alle zwei bis drei Stunden Premilch als alle vier Stunden Folgemilch, denn sie enthält zugesetzte Stärke, die im Körper wie Zucker wirkt. Auch beim Brei ist es wichtig, bei den Zutaten genau hinzusehen und auf Zusatzstoffe zu achten, die wie Zucker wirken oder nur andere Namen dafür sind, wie zum Beispiel Maltodextrin, Süßmolkenpulver, Saccharose, Agavendicksaft, Apfeldicksaft, Dextrose, Milchzucker. Versuche, auf solche Stoffe zu verzichten. Obst ist grundsätzlich gesund, aber auch Fruchtzucker kann ungesund sein und dem Schlaf schaden. Ein kleines Gläschen Fruchtbrei am Tag reicht locker aus und sollte möglichst nicht abends gefüttert werden, da es den Nachtschlaf stören kann. Gewöhne deinem Baby (sobald es mehr als Milch trinkt) an, Wasser statt Fruchtsaft oder Saftschorle zu trinken. Flüssiger Fruchtzucker geht noch schneller ins Blut und ist damit schädlicher für den Blutzuckerspiegel als Obst, das gekaut wird und die Ballaststoffe aus dem Fruchtfleisch enthält. Kleine Mengen Saft und Schorle sollten daher im Familienalltag etwas Besonderes sein und nicht zur täglichen Ernährung gehören.

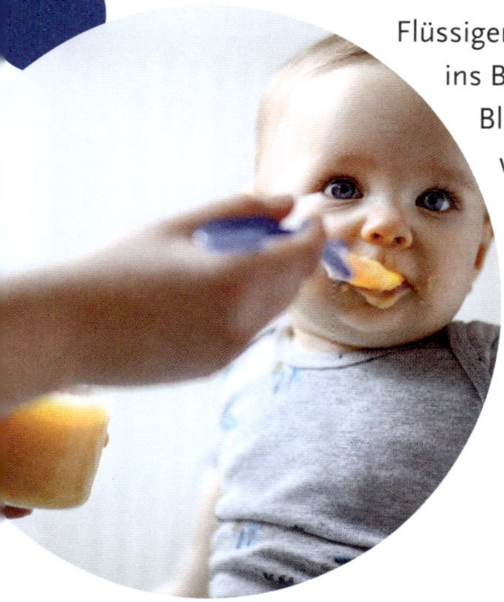

Beim Getreide gibt es ebenfalls Unterschiede in der Wirkung auf den Schlaf. Helle Getreide wie Weizen, zum Beispiel Grieß, verursachen einen unregelmäßigen Blutzuckerspiegel und machen daher eher unruhig. Vor allem Hafer, aber auch Hirse hingegen sind dafür bekannt, länger zu sättigen und die Ausschüttung des Schlafhormons Melatonin zu fördern. Sie sind daher ein perfekter Abendsnack im Brei.

Beim Mittagsbrei ist es ratsam, nicht zu oft Fleisch zu geben, da dieses schwer verdaulich ist und somit auch für unruhigen Schlaf sorgen kann. Empfohlen werden offiziell zwei Fleischmahlzeiten die Woche – dies ist eine gute, ungefähre Richtlinie, um einerseits die Eisenversorgung zu unterstützen, andererseits aber das Verdauungssystem deines Babys nicht zu überfordern.

Wenn du die Flasche gibst oder dein Baby später auch Tee trinkt, kannst du bei Schlafproblemen Fencheltee oder Baby-Gute-Nacht-Tee aus der Apotheke oder dem Drogeriemarkt probieren – pur oder zusammen mit dem Milchpulver statt warmem Wasser. Am besten machst du den ersten Versuch am Wochenende oder wenn nichts Wichtiges ansteht, denn in ganz seltenen Fällen wirken Pflanzen wie Melisse (im Gute-Nacht-Tee) auch andersherum: Die Babys werden noch unruhiger.

Wenn du stillst, ist es sinnvoll, auf (versteckte) Koffeinquellen zu achten, so zum Beispiel in Kakao, grünem oder schwarzem Tee. Nicht immer ist absoluter Verzicht nötig, aber hier bietet es sich an, kleine Mengen zu testen und Koffein eher vormittags zu konsumieren.

2. Wie kann ich mein Baby halten, wenn es weint?

Pucken

Ein Baby fest in eine Decke oder in ein Tuch einzuwickeln, nennt man „pucken“. Man kann dafür auch einen sogenannten Pucksack kaufen, zum Beispiel mit Reißverschluss oder Klettverschluss. Besonders Schreibabys und sehr unruhigen Babys soll es helfen, sich schneller zu beruhigen. Sie sind warm und eng gewickelt, haben kaum noch Bewegungsfreiheit und können sich nicht „wach strampeln“.

Das Pucken ist umstritten: Manche Kinderärzte raten davon ab, warnen vor gesundheitlichen Schäden, besonders, wenn zu eng gepuckt wird. Erfahrene Hebammen dagegen empfehlen das Pucken, und viele Eltern haben gute Erfahrungen damit gemacht. Wenn dein Baby schlecht schläft, ist es in den ersten vier bis fünf Monaten sicherlich einen Versuch wert – danach ist der Bewegungsdrang einfach zu groß. Achte aber darauf, dass dein Baby nicht ständig gepuckt ist, sondern genügend Zeit hat, in der es sich frei bewegen kann. Außerdem solltest du das Baby im Pucksack nicht zu warm anziehen. Ein langärmliger (im Sommer kurzärmliger) Body reicht meist völlig aus.

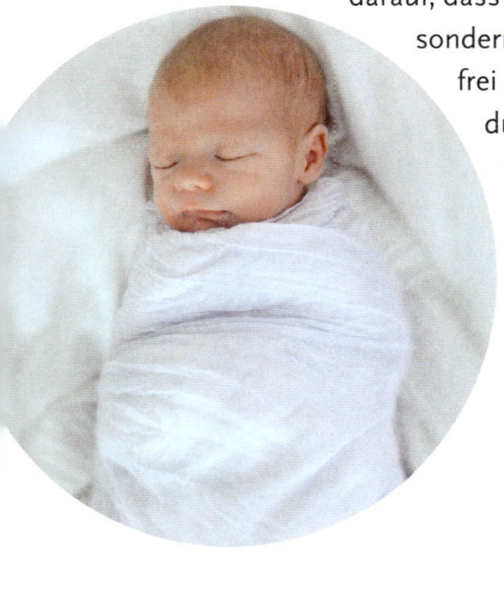

Der Fliegergriff mit Rückenmassage

Beim Fliegergriff liegt das Baby auf dem Bauch auf deinem Unterarm, während du mit der anderen Hand seinen unteren Rücken massierst. Diese Haltung beruhigt viele Babys: Der leichte Druck auf den Bauch hilft, Blähungen zu lösen, und das Streicheln am unteren Rücken wirkt entspannend. Wenn du dabei herumläufst, kann das sanfte Schaukeln zusätzlich Anspannung abbauen. Nutze diese Technik vor allem dazu, dein schreiendes Baby zu beruhigen oder ihm zu helfen, müde und schläfrig zu werden. Sobald es ruhig und kurz vor dem Einschlafen ist, setze dich möglichst mit ihm hin (im Alter von drei bis vier Monaten lege es am besten in sein Bettchen, kurz bevor es einschläft). Das tatsächliche Einschlafen sollte mit möglichst wenig Bewegung und „Action" geschehen, weil Babys sonst diese Techniken oft auch erwarten, wenn sie nachts wieder wach werden. Bewegungsreiche Methoden also eher zum Beruhigen und „Müdemachen" nutzen und dann kurz vor dem eigentlichen Sprung ins Land der Träume die Einschlafhilfen reduzieren.

Aufrecht halten und erdende Schritte

Gerade unruhige Babys liegen oft ungern waagerecht, wenn sie auf dem Arm sind. Versuche also, ob es dein Baby beruhigt, wenn du es senkrecht an deinem Bauch hältst, mit seinem Köpfchen an deine Schulter gelegt. So seid ihr quasi „Herz an Herz" und könnt intensiv kuscheln. Auch in dieser Position kannst du gut den unteren Rücken streicheln, was schmerzlindernd und entspannend wirkt. Wenn dein Baby sehr unruhig ist, gehe anfangs mit großen, erdenden Schritten durch den Raum. Stelle dir vor, mit jedem Schritt Spannung von dir und deinem Baby an den Boden (an die Erde) abzugeben. Auch Wippen auf einem Gymnastikball kann kurzzeitig guttun. Übertreibe es aber nicht, denn wenn man das zu lange macht, lenkt die Bewegung das Baby zwar ab, kann aber langfristig Überreizung fördern. Denn auch das Schaukeln ist ein Reiz, der verarbeitet werden muss. Laufen, Wippen und Schaukeln also möglich immer nur fünf bis maximal fünfzehn Minuten und dann versuchen, die Bewegung zu reduzieren.

Wenn du einen Partner*in hast, kann man auch mal eine Halteübung zu dritt durchführen: Ihr sitzt auf dem Boden oder auf dem Bett. Eine(r) von euch hält das Baby an seinem Bauch und lehnt sich dabei mit seinem Rücken an den Oberkörper des Partners oder der Partnerin.

Körperspannung reduzieren

Babys reagieren sehr sensibel auf die Stimmung ihrer Eltern. Sie spüren, ob diese angespannt oder entspannt sind. Und das überträgt sich auch darauf, wie gut sie selbst zur Ruhe kommen. Deshalb unterschätze nicht die Bedeutung deines eigenen Wohlbefindens. Wenn dir dauerhaft Erholungspausen fehlen, wirst du deinem Baby gegenüber keine Gelassenheit ausstrahlen können, und das kann sich negativ auf seinen Schlaf und seine gesamte Ausgeglichenheit auswirken. Selbstfürsorge ist kein Luxus, sondern gehört zwingend dazu. Nur einigermaßen ausgeglichene Eltern können auf Dauer ihrem Baby Lebensfreude und Ruhe vermitteln. Deshalb: Nimm

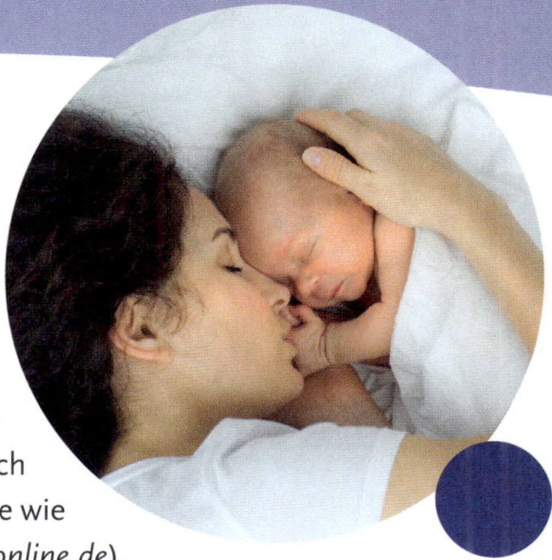

deine Bedürfnisse ernst und suche nach Möglichkeiten, abzuschalten und dir Gutes zu tun. Wenn du niemanden kennst, der dir dein Baby hin und wieder abnehmen kann, informiere dich über Ehrenamtlichenprojekte wie wellcome (*www.wellcome-online.de*). Mache lieber Abstriche beim Haushalt als bei Erholungsphasen für dich selbst. Ein Baby leidet viel mehr unter gestressten Eltern als unter Wäschebergen oder staubigen Regalen!

Auch während du dein Baby beruhigst und beim Einschlafen begleitest, ist es wichtig, deine eigene Körperspannung zu regulieren. Hier sind einige Tipps zur Entspannung:

Tiefe Bauchatmung: Atme durch die Nase tief in deinen Bauch ein (du kannst dabei bis fünf zählen), halte circa eine Sekunde an, dann atme durch den Mund gründlich aus (du kannst dabei bis sieben oder acht zählen). Stelle dir vor, beim Ausatmen alle Anspannung wegzupusten. Warte dann kurz, bis dein Körper von selbst wieder einatmen will. Bauchatmung signalisiert deinem Körper, dass du sicher bist und alles in Ordnung ist.

Positive innere Bilder: Das Gehirn unterscheidet nicht stark zwischen dem, was es erlebt, und dem, was es sich vorstellt. Darin liegt eine große Chance: Wenn wir uns erfreuliche, entspannende Dinge vorstellen, reagiert unser Körper darauf

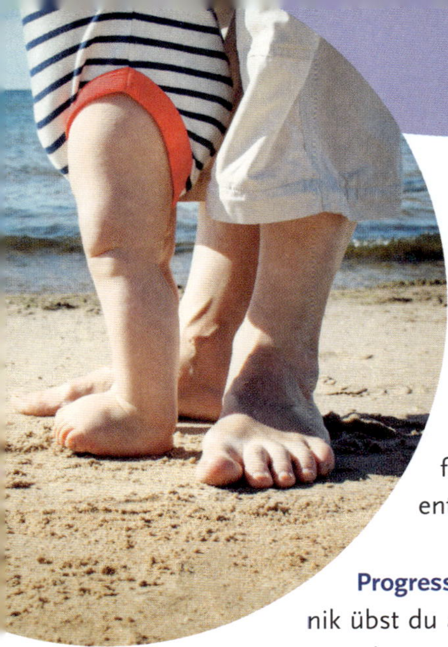

ähnlich, als würden diese wirklich passieren. Überlege dir einen persönlichen Wohlfühlort (zum Beispiel Strand, Waldlichtung, Garten), den du dir möglichst konkret ausmalst. Oder stelle dir vor, wie du in einigen Jahren mit deinem fröhlichen Kind einen wunderbaren, entspannten Tag erlebst.

Progressive Muskelentspannung: Die Technik übst du am besten ohne Baby (Infos gibt es zum Beispiel im Internet oder in Büchern mit dem Titel), aber einzelne Elemente kannst du auch anwenden, während du dein Kind hältst: Ziehe beide Schultern kurz hoch, halte die Spannung etwa fünf Sekunden (dabei einatmen), dann lass die Schultern beim Ausatmen fallen und merke dabei, wie du Anspannung loslässt. Ebenso kannst du deine Beine beim Einatmen für fünf Sekunden anspannen und beim Ausatmen wieder locker lassen. Das hilft deinem Körper, Muskelspannung abzubauen.

Ein etwas unkonventioneller Tipp: Höre über Kopfhörer ein Hörbuch oder Musik, die dir guttut, während du deinem Baby beim Einschlafen hilfst. Wenn es nicht (mehr) laut schreit, geht das meist ganz gut, und es kann dir helfen, die manchmal recht lange Zeit, die dein Baby braucht, um zur Ruhe zu kommen, auch für dich positiv zu gestalten.

3. Träumen Babys?

Träumende Babys zu beobachten, macht Spaß: Man sieht, wie das kleine Händchen zuckt, hört vielleicht ein leises Schmatzen und bemerkt die Augenbewegungen unter den geschlossenen Lidern. Auch wenn wir nicht genau wissen, was es träumt, wissen wir doch, dass ein Baby träumt. Wie bei uns Erwachsenen wechseln sich Tiefschlafphasen mit den REM-Phasen (für Rapid Eye Movement), den Traumphasen, ab. Experten nennen diese bei Babys die „aktive Schlafphase" im Unterschied zur Tiefschlafphase. Und wie bei uns Erwachsenen sorgen die Tiefschlafphasen für die eigentliche Erholung, während die Traumphasen beim Verarbeiten der vielen Erlebnisse und Eindrücke helfen, die wir tagsüber gemacht haben. Wenn ein Baby unruhig schläft, kann es auch damit zusammenhängen, dass es vielen – vielleicht zu vielen – Sinneseindrücken ausgesetzt war.

Babys träumen also von Anfang an. Aber erst nach und nach bilden sich regelmäßige Phasen und ein klarer Tag-Nacht-Rhythmus aus. Besonders in den ersten Monaten brauchen Babys sehr viel Schlaf. Man kann davon ausgehen, dass sie in den Traumphasen viel verarbeiten müssen, denn ein neugeborener Säugling schläft zwischen elf und achtzehn Stunden und – das ist das Spannende – verbringt davon gut die Hälfte in der aktiven Phase. Ganz anders als wir Erwachsenen also, die von den etwa acht Stunden Schlaf nur 20 bis 25 Prozent träumend verbringen. Dieser Traumanteil ändert sich auch bei Säuglingen ab circa sechs Monaten erstaunlich schnell, und schon zum Ende des ersten Lebensjahres träumt ein schlafendes Baby nur noch in einem Viertel seines Schlafes.

Was Babys träumen

Aber was träumen Babys eigentlich? Sicherlich können wir die Träume nicht mit unseren vergleichen. Während wir ganze Geschichten im Traum erleben können, sind es nach Ansicht von Experten bei Babys eher einzelne Bilder voller Gefühle. Babys verarbeiten durch das Träumen die vielen neuen Eindrücke, die dadurch im Gehirn gespeichert werden. Tatsächlich lernt ein Kind erst im Lauf des vierten Lebensjahres, Traum und Wirklichkeit klar voneinander zu unterscheiden. Viel wissen wir also nicht darüber, was Babys träumen. Wir wissen aber, dass es in den häufigen aktiven Schlafphasen eine ganze Menge zu verarbeiten hat. Wie gut, dass ihr als Papa oder Mama euer Baby auf seiner spannenden Reise begleitet – auch wenn eure Nächte dadurch kürzer und unruhiger sind.

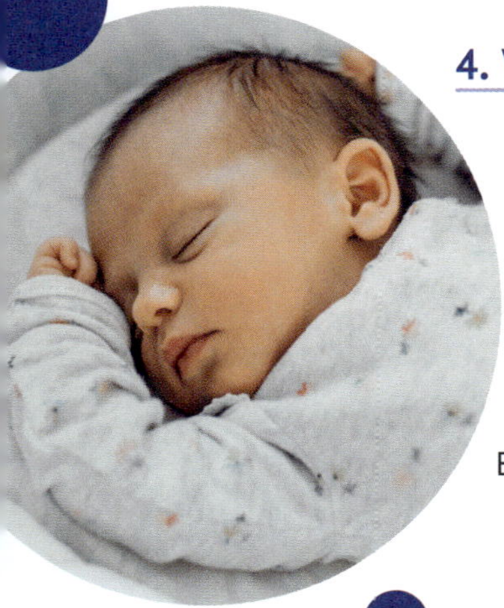

4. Was ist der Nachtschreck, und wie erkenne ich ihn?

20 Prozent aller Kinder haben schon einmal einen Nachtschreck erlebt, meist zwischen dem zweiten und sechsten Lebensjahr. Selten können aber auch Babys und Erwachsene betroffen sein.

Beim Nachtschreck schreckt das Kind plötzlich aus dem Tiefschlaf auf und bekommt Panik. Auch wenn es die Augen offen hält, ist es nicht ansprechbar, weil es nicht wirklich wach ist. Dieser Zustand kann mit dem Schlafwandeln verglichen werden: Die Kinder sind aktiv, ohne aber wach und orientiert zu sein. Meist tritt der Nachtschreck in der ersten Nachthälfte auf und ist nach fünf bis fünfzehn Minuten vorbei. Das Kind schläft dann weiter und kann sich in der Regel gar nicht oder kaum an den Vorfall erinnern. Wenn das Kind sich hingegen problemlos wecken lässt und von einem Albtraum berichtet, handelt es sich nicht um einen Nachtschreck. Dann hat das Kind offenbar einfach schlecht geträumt. Auch wenn ein Baby schreiend aufwacht, aber ansprechbar ist und auf seine Eltern reagiert, entspricht das nicht einem Nachtschreck. Das Kind hat sich dann einfach beim Aufwachen erschrocken.

Die genaue Ursache für den Nachtschreck ist nicht bekannt. Offenbar kommt es beim Übergang vom Tiefschlaf in den Leichtschlaf zu einer Störung. Das wiederum wird darauf zurückgeführt, dass bei Kindern das Nervensystem noch nicht voll entwickelt ist. Konkrete Auslöser können Stress, Veränderungen im Alltag oder in der Wohnumgebung, Schlafmangel, Fieber, bestimmte Medikamente oder Überreizung, zum Beispiel durch zu häufige Mediennutzung, sein.

In der Regel hören diese Vorfälle von selbst mit der Zeit auf und sind harmlos, wenn sie nur gelegentlich vorkommen. Eltern sollten hingegen mit einer Kinderärztin sprechen, wenn der Nachtschreck mindestens einmal pro Woche oder häufiger auftritt oder das Kind sehr stark belastet. Dann soll-

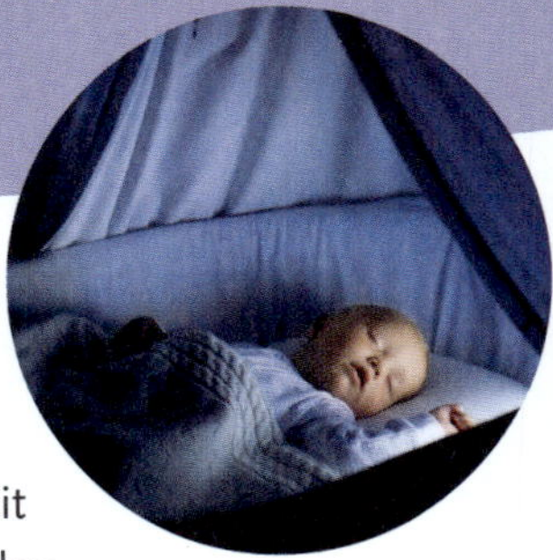

ten auch mögliche Erkrankungen wie beispielsweise Epilepsie ausgeschlossen werden. Häufig sind entsprechende Untersuchungen mit einem Besuch im Schlaflabor verbunden.

Auch wenn das Kind nicht reagiert, sollten Eltern ihm während des Nachtschrecks beistehen. Rede deinem Kind zwischendurch gut zu, schau, ob es gestreichelt oder im Arm gehalten werden mag, oder setze dich einfach neben es. Versuche, möglichst viel Ruhe auszustrahlen. Dazu kannst du auf eine tiefe, ruhige Bauchatmung achten und dir innerlich beruhigende Sätze sagen wie *Es ist alles gut, so etwas kommt vor.* Versuche nicht, dein Kind unbedingt zu wecken. Das führt meist dazu, dass es sehr ängstlich, verwirrt oder aggressiv reagiert. Sei einfach bei ihm und achte darauf, dass es sich nicht verletzt. Durch unkontrollierte Bewegungen kann es passieren, dass sich dein Kind versehentlich Verletzungen zufügt.

Verhindern lässt sich ein Nachtschreck oft nicht, aber man kann bestimmte Maßnahmen ergreifen, um das Risiko zu minimieren.

- **Überreizung vermeiden.** Babys und Kleinkinder bis zwei Jahre sollten nicht fernsehen oder am Computer spielen, Kinder zwischen zwei und sechs Jahren nicht mehr als etwa dreißig Minuten am Tag. Achte darauf, dass der Alltag deines Kindes nicht zu stressig ist und genügend Phasen für Schlaf, Erholung und zum freien Spiel beinhaltet. Ein Baby muss nicht immer bespaßt werden, sondern sollte auch einfach mal ruhig auf der Decke liegen und beobachten können.

- **Ein ruhiges Einschlafritual** mit viel Kuscheln und eventuell entspannender Musik
- **Eine entspannende, kurze Massage** vor dem Schlafengehen
- **Beruhigende Pflanzenauszüge** findet man in den Calmedoron-Globuli sowie in Bryophyllum-50 %-Pulver. Diese Mittel sollte man nicht dauerhaft geben und ihre Unbedenklichkeit für das eigene Kind sicherheitshalber mit dem Arzt oder Apotheker*in besprechen.

5. Was bringt ein Schlafprotokoll?

Wir empfehlen nicht, den Familienalltag durch extrem strenge Regeln unnötig zu verkomplizieren. Aber ungefähre zeitliche Rituale und Abläufe sind hilfreich, damit dein Baby einen Rhythmus entwickeln kann. Da Schlaf tagsüber und nachts wichtig ist, hilft es zu wissen, wie viel Schlaf dein Baby etwa braucht und wie du ihm diesen zu welchen Zeiten ermöglichen kannst. Wenn du dein Baby schon abends um achtzehn oder neunzehn Uhr schlafen legst, kann es sein, dass es um vier oder fünf Uhr morgens wach ist, weil vielen Babys zehn Stunden Nachtschlaf reichen.

Ein Schlafprotokoll gibt dir einen Überblick über die Schlafenszeiten deines Babys, die du dann mit dem ungefähren Bedarf abgleichen kannst. So siehst du, ob du durch kleine Veränderungen zeitliche Abläufe optimieren kannst oder ob dein Baby zum Beispiel einfach zu wenig schläft. Wenn das passiert, sind Säuglinge überreizt und schlafen dann noch schlechter ein – ein Teufelskreis. In Kapitel 1 bekommst du Orientierungswerte zum Schlafbedarf nach Lebensalter, hier noch einmal eine zusammenfassende Übersicht.

Schlafbedarf in 24 Stunden:

bis zu 3 Monate	15–18 Stunden
4–6 Monate	14–16 Stunden
7–12 Monate	13–15 Stunden

Du weißt nun, dass Babys nachts meist zwischen zehn und zwölf Stunden schlafen (mit Pausen, in denen sie wach werden und zum Beispiel Hunger haben oder Nähe suchen), der Rest verteilt sich auf den Tag. Gerade in den ersten drei Monaten werden Babys am Tag nach ein bis anderthalb Stunden Wachzeit wieder müde. Versuche, darauf zu achten und dann Ruhe zu ermöglichen, damit dein Baby nicht überreizt wird.

Wenn du das Schlafprotokoll circa drei Tage geführt hast, hast du eine gute Übersicht über übliche Schlafenszeiten deines Babys. Dann kannst du ausprobieren, die Schlafenszeiten

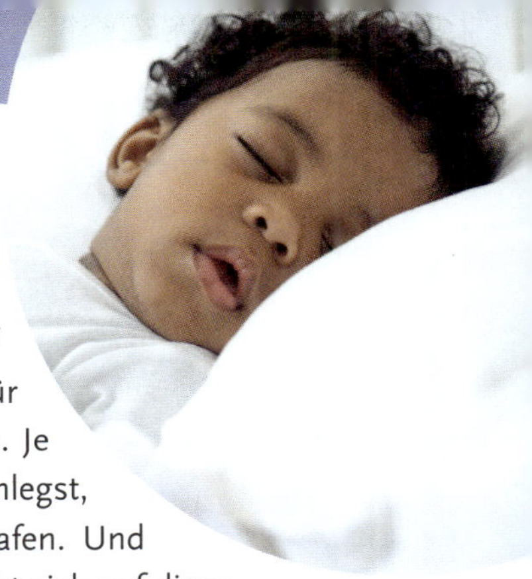

zu verschieben: Wenn dein Baby zweimal tagsüber schlafen will und den Nachmittag noch nicht ohne Schlaf durchhält, kannst du mit der Uhrzeit für das zweite Schläfchen experimentieren. Je später du den Säugling nachmittags hinlegst, desto später sollte er abends einschlafen. Und auch das Aufwachen morgens verschiebt sich auf diese Weise. Bedenke: Wenn dein Baby tagsüber viel schläft, wird es das mit hoher Wahrscheinlichkeit nachts weniger tun. Allerdings gilt auch: Ein überreiztes Kind schläft schlecht. Wenn ein Baby tagsüber zu wenig Schlaf bekommt, kommt es auch abends oft schwer zur Ruhe.

Vertraue deinem Bauchgefühl und rechne damit, dass eine Umstellung der Schlafmethode oder des Einschlafrituals einige Tage dauern kann. Es ist nicht sinnvoll, wenn du ständig etwas Neues ausprobierst. Und: Gehe langsam vor! Es würde dein Baby stressen und den Schlaf eher verschlechtern, wenn du die Schlafenszeit plötzlich um eine Stunde nach hinten verschiebst. Beginne mit circa fünfzehn Minuten, die du dein Baby länger wach hältst, und bleibe dabei für zwei bis drei Tage. Dann kannst du noch mal fünfzehn Minuten dranhängen und das so weiter fortführen.

Eine Vorlage für ein Schlafprotokoll findest du auf den folgenden Seiten:

Schlafprotokoll für ______________________________

Name des Kindes

Montag

Datum	**Woche 1**	**Woche 2**	**Woche 3**
Aufwachzeit morgens			
Kind musste geweckt werden **(ja/nein)**			
Schlaf tagsüber **(Zeitpunkt/Dauer)**			
Befinden am Tag			
Aktivitäten **vor** dem Zubettgehen			
Zubettgehzeit			
Aktivitäten **nach** dem Zubettgehen/Ritual **(Art/Dauer)**			

Montag

Datum	Woche 1	Woche 2	Woche 3
Einschlafzeit			
Nächtliches Aufwachen **(Aktivitäten/Häufig-keit/Dauer)**			
Auffälligkeiten im Schlaf			
Gesamte Schlafenszeit **(Nacht)**			
Gesamte Schlafenszeit **(Tag & Nacht)**			
Ergänzungen / Bemerkungen			

Schlafprotokoll für ______________________________

Name des Kindes

Dienstag

Datum	**Woche 1**	**Woche 2**	**Woche 3**
Aufwachzeit morgens			
Kind musste geweckt werden **(ja/nein)**			
Schlaf tagsüber **(Zeitpunkt/Dauer)**			
Befinden am Tag			
Aktivitäten **vor** dem Zubettgehen			
Zubettgehzeit			
Aktivitäten **nach** dem Zubettgehen/Ritual **(Art/Dauer)**			

Dienstag

Datum	Woche 1	Woche 2	Woche 3
Einschlafzeit			
Nächtliches Aufwachen **(Aktivitäten/Häufigkeit/Dauer)**			
Auffälligkeiten im Schlaf			
Gesamte Schlafenszeit **(Nacht)**			
Gesamte Schlafenszeit **(Tag & Nacht)**			
Ergänzungen / Bemerkungen			

Schlafprotokoll für ______________________________

Name des Kindes

Mittwoch

Datum	**Woche 1**	**Woche 2**	**Woche 3**
Aufwachzeit morgens			
Kind musste geweckt werden **(ja/nein)**			
Schlaf tagsüber **(Zeitpunkt/Dauer)**			
Befinden am Tag			
Aktivitäten **vor** dem Zubettgehen			
Zubettgehzeit			
Aktivitäten **nach** dem Zubettgehen/Ritual **(Art/Dauer)**			

Mittwoch

Datum	Woche 1	Woche 2	Woche 3
Einschlafzeit			
Nächtliches Aufwachen **(Aktivitäten/Häufigkeit/Dauer)**			
Auffälligkeiten im Schlaf			
Gesamte Schlafenszeit **(Nacht)**			
Gesamte Schlafenszeit **(Tag & Nacht)**			
Ergänzungen / Bemerkungen			

Schlafprotokoll für ______________________________

Name des Kindes

Donnerstag

Datum	**Woche 1**	**Woche 2**	**Woche 3**
Aufwachzeit morgens			
Kind musste geweckt werden **(ja/nein)**			
Schlaf tagsüber **(Zeitpunkt/Dauer)**			
Befinden am Tag			
Aktivitäten **vor** dem Zubettgehen			
Zubettgehzeit			
Aktivitäten **nach** dem Zubettgehen/Ritual **(Art/Dauer)**			

Donnerstag

Datum	Woche 1	Woche 2	Woche 3
Einschlafzeit			
Nächtliches Aufwachen **(Aktivitäten/Häufigkeit/Dauer)**			
Auffälligkeiten im Schlaf			
Gesamte Schlafenszeit **(Nacht)**			
Gesamte Schlafenszeit **(Tag & Nacht)**			
Ergänzungen / Bemerkungen			

Schlafprotokoll für ____________________

Name des Kindes

Freitag

Datum	**Woche 1**	**Woche 2**	**Woche 3**
Aufwachzeit morgens			
Kind musste geweckt werden **(ja/nein)**			
Schlaf tagsüber **(Zeitpunkt/Dauer)**			
Befinden am Tag			
Aktivitäten **vor** dem Zubettgehen			
Zubettgehzeit			
Aktivitäten **nach** dem Zubettgehen/Ritual **(Art/Dauer)**			

Freitag

Datum	**Woche 1**	**Woche 2**	**Woche 3**
Einschlafzeit			
Nächtliches Aufwachen **(Aktivitäten/Häufigkeit/Dauer)**			
Auffälligkeiten im Schlaf			
Gesamte Schlafenszeit **(Nacht)**			
Gesamte Schlafenszeit **(Tag & Nacht)**			
Ergänzungen / Bemerkungen			

Schlafprotokoll für ______________________________
Name des Kindes

Samstag

Datum	**Woche 1**	**Woche 2**	**Woche 3**
Aufwachzeit morgens			
Kind musste geweckt werden **(ja/nein)**			
Schlaf tagsüber **(Zeitpunkt/Dauer)**			
Befinden am Tag			
Aktivitäten **vor** dem Zubettgehen			
Zubettgehzeit			
Aktivitäten **nach** dem Zubettgehen/Ritual **(Art/Dauer)**			

Samstag

Datum	**Woche 1**	**Woche 2**	**Woche 3**
Einschlafzeit			
Nächtliches Aufwachen **(Aktivitäten/Häufigkeit/Dauer)**			
Auffälligkeiten im Schlaf			
Gesamte Schlafenszeit **(Nacht)**			
Gesamte Schlafenszeit **(Tag & Nacht)**			
Ergänzungen / Bemerkungen			

Schlafprotokoll für ________________________________

Name des Kindes

Sonntag

Datum	**Woche 1**	**Woche 2**	**Woche 3**
Aufwachzeit morgens			
Kind musste geweckt werden **(ja/nein)**			
Schlaf tagsüber **(Zeitpunkt/Dauer)**			
Befinden am Tag			
Aktivitäten **vor** dem Zubettgehen			
Zubettgehzeit			
Aktivitäten **nach** dem Zubettgehen/Ritual **(Art/Dauer)**			

Sonntag

Datum	Woche 1	Woche 2	Woche 3
Einschlafzeit			
Nächtliches Aufwachen **(Aktivitäten/Häufigkeit/Dauer)**			
Auffälligkeiten im Schlaf			
Gesamte Schlafenszeit **(Nacht)**			
Gesamte Schlafenszeit **(Tag & Nacht)**			
Ergänzungen / Bemerkungen			

6. Ist das noch normal …? Ab wann spricht man von einer Schlafstörung oder von einem Schreibaby?

Die meisten Mütter und Väter leiden in den ersten Lebensjahren ihres kleinen Kindes immer wieder unter Schlafmangel. Die „Schmerzgrenze" ist hier sehr unterschiedlich, und viele Eltern fragen sich von Zeit zu Zeit: Ist dieses Schlafverhalten noch im Rahmen, oder hat mein Kind eine Schlafstörung? Auch das Schreien, das oft mit Schlafproblemen zusammenhängt, kann Mamas und Papas an den Rand des Wahnsinns treiben, und es ist nicht immer einfach, abzuschätzen, ab wann eine echte Störung vorliegt.

Konkrete Diagnosen haben allerdings auch nur eine begrenzte Aussagekraft. Denn was nützt es völlig erschöpften Eltern, wenn sie hören, dass offiziell alles „normal" ist, sie aber einfach zu wenig Schlaf bekommen oder mit dem Schreien nicht zurechtkommen? Auch dann muss dringend Hilfe her! Diagnosen sind nur eine grobe Orientierung und sollten niemals als alleinige Grundlage herangezogen werden.

Häufig genutzt für die Diagnostik von Schreiproblemen wird die sogenannte „Dreier-Regel" nach Morris Wessel: Ein Baby gilt als Schreibaby, wenn es mehr als drei Stunden an mehr als drei Tagen in der Woche und über drei Wochen lang schreit. In den ersten sechs Wochen kommt das häufiger vor, danach gilt es aber schon als Auffälligkeit, denn normalerweise wird das Schreien danach langsam weniger.

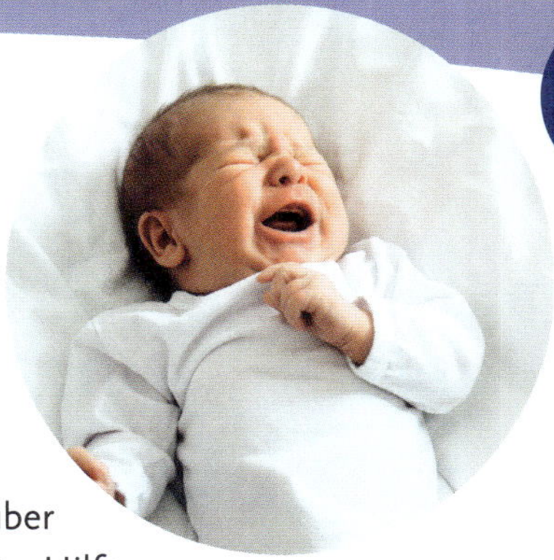

Die Kriterien für eine Schlafstörung orientieren sich an Erwachsenen und sind daher sehr grob. In der Fachliteratur gibt es aber einige hilfreiche Anhaltspunkte.

- Wenn ein Baby fast täglich über mehr als einen Monat trotz Hilfe der Eltern deutlich länger als dreißig Minuten zum Einschlafen braucht, weist das auf eine Einschlafstörung hin. In den ersten sechs Monaten kommt das jedoch häufig vor und hängt damit zusammen, dass das Hirn noch reift und bestimmte Abläufe wie Schlaf sich erst einspielen müssen.
- Wenn ein Baby über einen Zeitraum von mehr als drei Monaten in den meisten Nächten drei Mal oder häufiger wach wird und dann länger als zwanzig Minuten wach bleibt, spricht dies für eine Durchschlafstörung. Auch das kann in den ersten sechs Monaten häufig vorkommen. Erst danach wird dieses Verhalten oft als tatsächlich ungewöhnlich wahrgenommen.

Wie bereits mehrfach erwähnt: Im Alter von ein bis zwei Jahren schlafen Kleinkinder zehn bis zwölf Stunden am Stück durch. Vorher haben sie nachts Bedürfnisse. Viele Ratgeber behaupten, ab sechs Monaten bräuchten Babys nachts keine Nahrung mehr – das gilt jedoch inzwischen als überholt. Das sich entwickelnde Gehirn braucht regelmäßig Energie. Viele, aber längst nicht alle Kinder schaffen mit zwölf bis achtzehn Monaten schon gut ohne Nahrung zehn bis zwölf Stunden am Stück.

2018 wurden mehr als 1000 Mütter und Väter von Kindern im Alter von null bis fünf Jahren in einer Forsa-Umfrage gefragt, ob ihr Kind durchschläft. Die Antworten zeigten: 78 Prozent der Kinder unter einem Jahr wachen nachts mehrfach (bis zu viermal) auf. Bei den Zwei- bis Dreijährigen wachten noch 57 Prozent mehrmals auf.

Für ein Baby bedeutet „Durchschlafen" eigentlich, dass es nach seinem üblichen Rhythmus eine Mahlzeit überspringt. Das heißt: Wenn das Baby tagsüber alle drei Stunden Milch trinkt und nachts sechs Stunden am Stück schläft, hat es bereits durchgeschlafen.

Wenn das Schlafverhalten deines Babys dir Sorgen macht, solltest du dir – unabhängig von offiziellen Diagnosen – unbedingt Hilfe suchen. Speziell zum Thema Schlaf findest du zum Beispiel bei *www.trostreich.de* Anregungen. Außerdem kannst du über die „Angebote vor Ort" bei ElternLeben.de Anlaufstellen für eine Schreibabyberatung oder auch Schreiambulanzen finden.

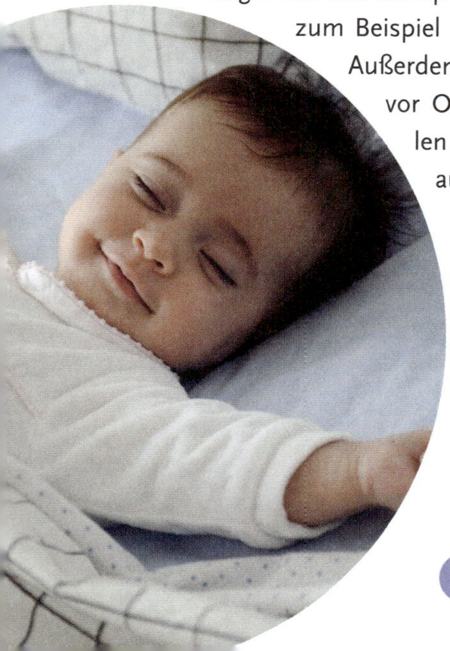

7. Wie hängen Schlaf und traumatische Erfahrungen zusammen?

Nicht jedes belastende Erlebnis ist ein Trauma, dennoch können sich viele Ereignisse traumatisch auswirken. Dass jemand durch eine Erfahrung traumatisiert wurde, darauf weisen folgende Symptome hin:

- Die Erfahrung ist ungewöhnlich belastend oder erschreckend.
- Die Erfahrung wird immer wieder „erlebt" durch sich aufdrängende Erinnerungen, „Flashbacks", Albträume oder Angst in ähnlichen Situationen.
- Situationen, die der Erfahrung ähneln, werden – wenn möglich – gemieden.
- teils erhöhte Anspannung (Schlafprobleme, Gereiztheit, Konzentrationsprobleme, Schreckhaftigkeit)
- teils nur bruchstückhafte Erinnerung an das Erlebnis

Manchmal sind die Kriterien für eine sogenannte posttraumatische Belastungsstörung nicht ganz erfüllt, dennoch wirkt die belastende Erfahrung nach und erhöht dauerhaft das Stresslevel – auch dann ist Hilfe wichtig.

Wenn die eigene Kindheit schwierig war

Wenn man selbst eine schwierige Kindheit hatte, kann sich dies negativ auf das Vater- und Mutter-Sein auswirken. Das bedeutet nicht, dass man deswegen ein schlechter Elternteil wird. Im Gegenteil, oft strengt man sich besonders an, um es besser zu machen als die eigenen Eltern damals. Aber: Mit dem Elternwerden werden oft die belastenden Erinnerungen an die eigene Kindheit wieder präsenter. Das kann Zweifel und Ängste auslösen oder auch einzelne Situationen erschweren: So kann das laute Schreien eines Babys seinen Vater daran erinnern, wie er selbst als Kind geschlagen wurde und geschrien hat oder sich nicht getraut hat zu weinen. Oder eine Mutter gerät in die Versuchung, ihr Kind zu schütteln, weil sie als Kind nie gelernt hat, negative Emotionen wie Weinen auszuhalten. Niemand hatte eine perfekte Kindheit (eben weil auch unsere Eltern ihre eigenen Verletzungen in sich trugen), und auch schwere Belastungen sind leider nicht selten. Sie können uns unser ganzes (Eltern-)Leben lang beschäftigen, wenn wir sie verdrängen. Man kann sich das Verdrängen vorstellen wie den Versuch, einen Wasserball unter Wasser zu halten: Es kostet viel Kraft, und er „ploppt" immer wieder hoch. Deshalb lohnt es sich, die eigenen Kindheitserfahrungen zu reflektieren und sich Unterstützung zu suchen, wenn diese schwer zu verarbeiten sind. Dies ist zum Beispiel mit einer Psychotherapie möglich. Auch der Bereich „Angebote vor Ort" auf ElternLeben.de bietet die Möglichkeit, Lebensberatungsstellen in deiner Nähe zu finden. In einigen Orten gibt es Angebote zur Traumaberatung, dies lässt sich über Internetsuchmaschinen herausfinden. Bücher wie „Das Kind in dir muss Heimat finden" können begleitend hilfreich sein.

Traumatische Schwangerschaft und Geburt

Schwangerschaft und Geburt sind sensible, verletzliche Situationen und bedeutungsvolle Übergänge. Hier können viel Glück und persönliches Wachstum erlebt werden, aber auch negative Erfahrungen wirken sich in dieser Zeit oft besonders nachhaltig aus – auf Eltern und Kind.

„Wenn das Kind da ist, ist aller Schmerz vergessen", heißt es oft. Doch so ganz stimmt das nicht. Natürlich, die Freude, das eigene Kind endlich in den Armen zu halten, stellt erst einmal alle anderen Gefühle in den Schatten. Doch die Betonung liegt auf „erst einmal". Denn mit der Zeit kommen bei vielen Müttern die Erinnerungen an die Geburt wieder hoch – und können ziemlich belastend sein, wenn die Geburt als beängstigend oder sehr schmerzhaft erlebt wurde.

Eine Geburt ist eine Grenzerfahrung. Und je nach Verlauf kann diese auch traumatisch sein. Wichtig ist, diese Gefühle ernst zu nehmen. Denn wenn ein Geburtstrauma nicht verarbeitet wird, kann dies viele Folgen haben: postpartale Depressionen, Ängste, Albträume und Ähnliches bei der Mutter, Schrei- und Schlafprobleme, Unruhezustände und andere Auffälligkeiten beim Kind. Babys spüren intuitiv die Anspannung ihrer Mutter – selbst wenn diese sich selbst dessen noch gar nicht bewusst ist. Und auch während der Geburt erleben Babys Gefühle wie Stress und Angst mit.

Deshalb möchten wir dich ermutigen, dir Unterstützung zu suchen, um dein Geburtserlebnis zu verarbeiten. Manchmal hilft es schon, ausführlich mit vertrauten Menschen über die Erfahrung zu sprechen, zum Beispiel mit dem Partner, der

Hebamme, Verwandten oder Freunden. Oft ist es sinnvoll, den Geburtsbericht bei der Klinik anzufordern. Den kannst du dann mit deiner Hebamme, Ärztin oder Arzt besprechen, um besser einzuordnen, was passiert ist, und offene Fragen loszuwerden. Wenn die Geburt traumatisch war, braucht es meist mehrere Gespräche. Erkläre vertrauten Personen, dass das häufige Sprechen über das Erlebte dir hilft, es zu verarbeiten.
Oft tut es gut, einmal ganz offen und ehrlich über die Geburt zu schreiben – nur für dich, in einem Tagebuch. Du kannst den Rückblick schon mit dem Verlauf der Schwangerschaft beginnen und dann weiter von der Geburt berichten. Reflektiere deine Gefühle wie Hoffnung, Angst, Sorgen, aber auch Freude, Stolz und Dankbarkeit. Dabei kannst du dir Fragen stellen wie:

- Was macht mich traurig, wenn ich an die Geburt meines Kindes denke?
- Was hat mir Angst gemacht?
- Was hätte ich gebraucht, um besser zurechtzukommen, und was würde ich beim nächsten Mal anders machen?
- Worauf bin ich stolz?
- Wofür bin ich dankbar?
- Inwiefern kann ich durch diese Erfahrung stärker werden?

Vielleicht magst du dir selbst einen Brief schreiben. Stelle dir vor, du wärst eine liebe Freundin, die dich sehr gut versteht und dir einen Brief schreibt, in welchem sie dich ermutigt und dir Wertschätzung für das, was du geschafft hast, entgegenbringt. Oder was auch immer zu lesen dir gerade guttun könnte.

Lasse dabei alle Gefühle zu, die hochkommen. Erlaube dir, über das, was du erlebt hast, zu weinen. Um eine belastende Geburt zu verarbeiten, ist es wichtig, sich auch Trauer zu erlauben. Wenn du das zulässt und deinen Emotionen Raum gibst, kannst du nach und nach lernen, die Geburt anzunehmen: als ein Erlebnis, das erschreckend und schlimm war – das aber dennoch der Weg war, auf dem dein Kind zu dir gekommen ist. Als eine Erfahrung, die dich überwältigt hat, die du nun aber in dein Leben integrieren kannst, in dem vollen Bewusstsein, dass das Leben aus dunklen und hellen Seiten besteht. Mit der Erkenntnis, dass du nichts falsch gemacht, sondern deinem Kind das Leben geschenkt hast. Und auch mit einem gewissen Stolz darauf, dass du diese schwierige Situation durchgestanden hast. Manchmal ist es dazu nötig, einmal den Menschen, die während der Geburt womöglich Fehler gemacht haben, zu vergeben. Das bedeutet nicht, dass du ihre Fehler verharmlost, sondern, dass du sie loslässt. Erlaube auch deinem Baby zu weinen. Manchmal brauchen Säuglinge das, um den Stress, den sie während der Geburt erfahren haben, zu verarbeiten. Versuche, das Schreien deines Babys zuzulassen. Auch Mitweinen ist erlaubt und kann sehr heilsam sein.

Eine hilfreiche Übung ist die Vorstellung eines „inneren Helfers“ oder einer „inneren Helferin“. Dabei erinnerst du dich bewusst an die Geburt und stellst dir vor, wie eine starke, liebevolle Person (eine Vater-/Mutterfigur, Gott oder andere Personen, die für dich Geborgenheit und Sicherheit vermitteln) die ganze Zeit unsichtbar bei dir war, dich gestärkt und dir beigestanden hat. Auf diese Weise verankerst du in deinem

Bewusstsein die Gewissheit: Auch in den angstvollen, überwältigenden Momenten war ich nicht allein.

Sehr effektiv, um innerlich entspannter zu werden, sind Beruhigungstechniken wie autogenes Training oder Bauchatmung: Atme dazu tief in den Bauch hinein, sodass er wie ein Luftballon aufgeblasen wird, und denke dabei das Wort *Ruhe*. Atme mindestens vier bis fünf Sekunden lang ein. Dann atme langsam und bewusst sechs Sekunden aus und denke das Wort *Frieden*.

Wenn du gern liest, empfehlen wir dir das Buch „Es ist vorbei – ich weiß es nur noch nicht" von Tanja Sahib. Die Psychologin erklärt darin leicht, verständlich und sehr hilfreich Übungen, die helfen, die Geburt besser zu verarbeiten.

Nach Kaiserschnitten oder anderen belastenden Geburten kann das Bonding-Bad nach Brigitte Meissner sehr heilsam sein: Dein Baby wird in Wasser mit 5 ml Wildrosenöl und vier Tropfen Bachblüten-Rescuetropfen gebadet (am besten von deinem Partner, der Hebamme oder einer anderen vertrauten Person). Danach wird dein Baby leicht abgetrocknet und dir dann nackt und feucht auf den nackten Oberkörper gelegt, eingekuschelt in eine Decke oder ein großes Handtuch.

Eine schwere Geburt führt meist dazu, dass du dich langsamer als andere körperlich erholst. Deshalb unser Rat: Organisiere dir Unterstützung, z. B. von wellcome. Auf *www.wellcome-online.de* findest du meist ein wellcome-Team in deiner Nähe. Wenn du dort anrufst, wird dir eine ehrenamtliche Mitarbeiterin vermittelt, die dich unterstützt, damit du mal schlafen oder duschen kannst. Gönne dir diese kleinen Auszeiten!

Nicht immer reichen Selbsthilfeübungen oder praktische Tipps, um ein traumatisches Erlebnis zu verarbeiten. Dann ist es sinnvoll, dich nach Angeboten der Traumaberatung oder Traumatherapie zu erkundigen. Methoden wie **EMDR** (**E**ye **M**ovement **D**esensitization and **R**eprocessing) sind sehr dienlich, um auch schlimme Traumata gut und dauerhaft zu verarbeiten. Vielleicht kann deine Hebamme, Ärztin oder dein Arzt dir Adressen nennen, oder du suchst im Internet nach „Traumaberatung" oder „Traumatherapie", kombiniert mit deinem Wohnort. Wenn du an depressiven Stimmungen leidest, bietet der Verein „Schatten und Licht" Beistand und Informationen an.

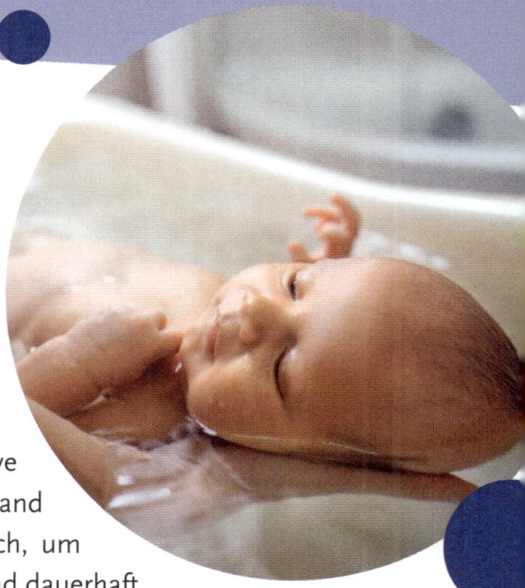

Eine weitere förderliche Methode, sowohl Mutter als auch Kind bei der Geburtsverarbeitung zu unterstützen, ist die Emotionelle Erste Hilfe. Nähere Informationen und Angebote in deiner Nähe findest du unter *http://emotionelle-erste-hilfe.org/content/beraterinnen*.

Ein guter Tagesausklang als Übergang in eine ruhige Nacht

Dieses Buch hat dir hoffentlich gezeigt, dass es viele Möglichkeiten gibt, eure Schlafsituation zu verbessern. Wichtig dabei ist, im Blick zu haben, dass es immer um die Bedürfnisse aller Familienmitglieder geht. Versuche, auf dieser Grundlage Klarheit darüber zu gewinnen, welche Alltagsbedingungen du verändern möchtest, um es deinem Kind und dir selbst leichter zu machen. Deine innere Klarheit und die Entscheidung, ab sofort die Leitung für dein Kind zu übernehmen, sind dabei enorm wichtig. Nur so strahlst du Sicherheit und Vertrauen für dein Kind aus.

Sollte es dir schwerfallen, die ersten Schritte zu gehen, wende dich an unser Expert*innen-Team in der Online-Beratung. Wir bei ElternLeben.de sind gerne für dich da.

Notizen

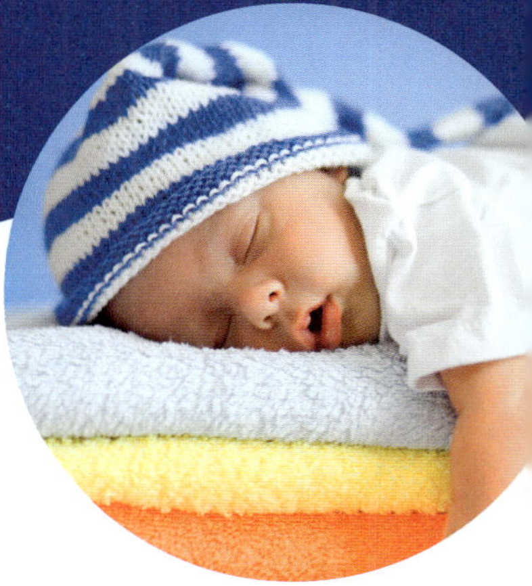

Notizen

Notizen

Notizen

Notizen

Autorin Melanie Schüer

Melanie Schüer ist Expertin für Fragen rund um Schrei- und Schlafprobleme von Kleinkindern sowie das Kita-Alter. Für ElternLeben.de schreibt sie Inhalte für den Bereich Elternwissen und berät Eltern in der persönlichen Online-Beratung. Neben dem „Babyschlaf-Ratgeber" hat Melanie Schüer auch den Ratgeber „Wie viel NEIN muss sein? Liebevoll Grenzen setzen" verfasst.

Die erfahrene Erziehungswissenschaftlerin und Kinder- und Jugendlichenpsychotherapeutin ist Mutter von zwei Kindern und Autorin verschiedener Bücher für Kinder, Jugendliche und Erwachsene.Sie hat als wissenschaftliche Mitarbeiterin im psychosozialen Dienst des Universitätsklinikums Münster, als Erziehungsberaterin im Bistum Osnabrück sowie in der Poliklinischen Psychotherapieambulanz Osnabrück umfassende praktische Erfahrungen gesammelt.

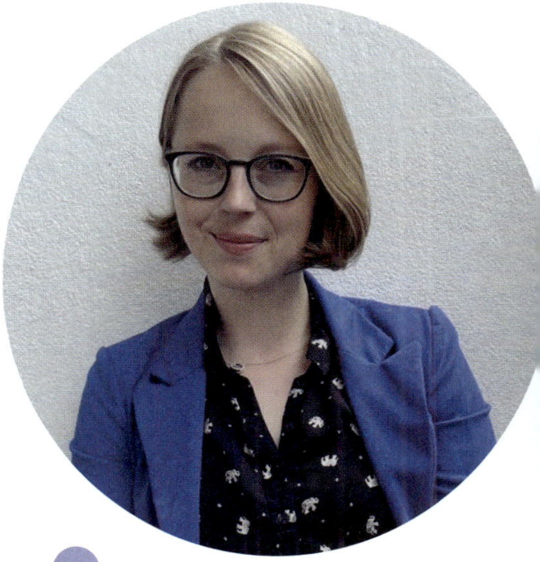

Herausgeber ElternLeben.de

ElternLeben.de ist eine Online-Plattform für Eltern, die 2016 von der gemeinnützigen wellcome GmbH mit Sitz in Hamburg gelauncht wurde. Eltern erhalten damit ein fachlich hochwertiges digitales Angebot mit verlässlichen Informationen und geschützter, kostenloser Online-Beratung.

ElternLeben.de besteht aus einer Struktur, die sich individuell an die Nutzenden anpasst: Es gibt sechs Elternphasen, von der Schwangerschaft bis zum Leben mit Teenager, sowie sechs Lebensbereiche, von Entwicklung und Erziehung bis hin zu Partnerschaft. In vier Angebotsbereichen können sich Eltern auf der Plattform bewegen: Elternwissen (Artikel, Checklisten, Videos u. v. m.), Online-Beratung, Angebote vor Ort sowie der Bereich Häufige Elternfragen.

Im Shop können Eltern relevantes Wissen für wenig Geld in Form von Handbüchern oder Videoseminaren erwerben. Durch die Einbindung der regionalen wellcome-Kooperationspartner und anderer gemeinnütziger Organisationen können Eltern im Bereich „Angebote vor Ort“ direkt oder über die Online-Beratung hilfreiche Kurse, lokale Beratung und Anlaufstellen finden. ElternLeben.de ermöglicht so den Brückenschlag zwischen digitaler und analoger Welt.

www.elternleben.de

Die ElternLeben-Kollektion

Hat dir dieses Buch gefallen?
Innerhalb der ElternLeben-Kollektion bei migo entstehen weitere kompakte Ratgeber zu unterschiedlichen Themen des Elternlebens, die alltagstauglich die Fragen von Eltern behandeln – von der Schwangerschaft bis zum Leben mit Teenagern.

Nadine Büttner
Lass mich! Ich kann das schon allein!
Deinen Alltag mit Kleinkind meistern
ISBN 978-3-96846-079-6

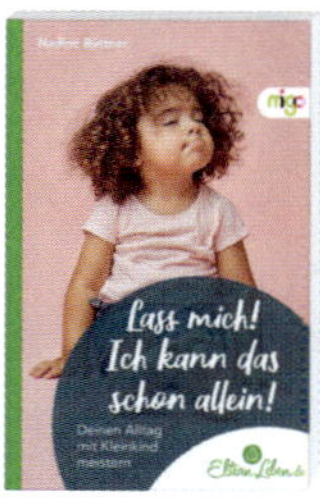

Kindliches Verhalten verstehen und den Alltag anregend gestalten:
Durch das rasante Wachstum unserer Kleinkinder wird der Alltag in der Familie immer wieder verändert. Dies ist für viele Eltern eine Herausforderung und stellt sie oft vor neue Fragen: Was kann ich u. a. konkret tun, um mein Kind gut zu begleiten und dabei selbst nicht auf der Strecke zu bleiben?

Malena Böse

Endlich zur Schule!

Das Einschul-Abc für dich und dein Kind

ISBN 978-3-96846-080-2

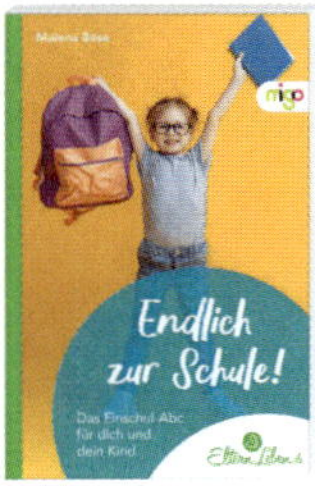

In der „neuen Welt" des Schulalltags zurechtfinden:
Der Schulanfang ist für Kinder und ihre Eltern eine aufwühlende, neue Zeit. Sie wirft auch gerade bei Erwachsenen, besonders am Anfang, viele Fragen auf: Wie wird der Unterricht gestaltet? Gibt es Hausaufgaben? Wie ist die Klasse, der/die Lehrer*in? Kommt mein Kind gut klar?

Melanie Schüer

Wie viel NEIN muss sein?

Liebevoll Grenzen setzen

ISBN 978-3-96846-081-9

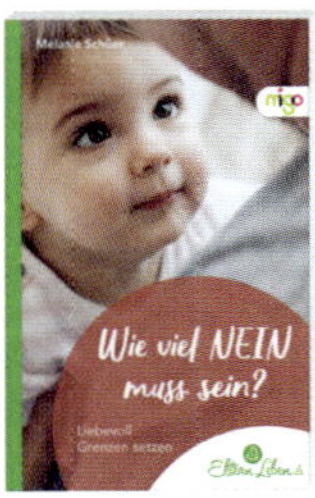

Orientierung, Tipps und Impulse erhalten:
Brauchen Kinder Grenzen? Im Alltag sind Eltern oft hin- und hergerissen zwischen den Meinungen der Erziehungsratgeber, die unterschiedliche Ansätze vertreten. Zwischen den beiden Extremen „Lass dein Kind doch machen, lass es sich frei entfalten" und „Kinder brauchen klare Strukturen und Strafe muss sein" gilt es als Eltern einen gangbaren, gesunden Weg zu finden.

Bildnachweis

wellcome gGmbH/ElternLeben.de (Logos): Umschlag, S. 3, 9, 100, 109
Andrey Kuzmin – stock.adobe.com: Umschlag (vorne) S. 2, 101
Pixel-Shot – stock.adobe.com: S. 3
Prostock-studio – stock.adobe.com: Umschlag (hinten), S. 7, 13, 25
Alena Ozerova – stock.adobe.com: S. 9
Ekaterina Pokrovsky – stock.adobe.com: S. 17
JenkoAtaman – stock.adobe.com: S. 20
LIGHTFIELD STUDIOS – stock.adobe.com: S. 21, 42, 58
Trendsetter Images – stock.adobe.com: S. 22
Pixel-Shot – stock.adobe.com: S. 24
ivolodina – stock.adobe.com: S. 27
natalialeb – stock.adobe.com: S. 28, 40, 46
Jason – stock.adobe.com: S. 29
Anoushkatoronto – stock.adobe.com: S. 34
Tomsickova – stock.adobe.com: S. 37
alice_photo – stock.adobe.com: S. 41
S.Kobold – stock.adobe.com: S. 45, 53
llhedgehogll – stock.adobe.com: S. 50
Rostislav Sedlacek – stock.adobe.com: S. 51
AntonioDiaz – stock.adobe.com: S. 55
Victoria M – stock.adobe.com: S. 59
luckybusiness – stock.adobe.com: S. 62
Ramona Heim – stock.adobe.com: S. 64
arttim – stock.adobe.com: S. 67
candy1812 – stock.adobe.com: S. 68
Strelciuc – stock.adobe.com: S. 70
famveldman – stock.adobe.com: S. 72
ronnachaipark – stock.adobe.com: S. 75
milosducati – stock.adobe.com: S. 91
javiindy – stock.adobe.com: S. 92
YouraPechkin – stock.adobe.com: S. 99
Melanie Schüer: S. 107